ENDLICH BEN

BENJAMIN
MELZER
mit Alexandra Brosowski

ENDLICH BEN

Transgender – Mein Weg vom Mädchen zum Mann

Eden
BOOKS

Inhalt

Ein paar Worte vorab

23 Jahre im falschen Körper. 17 Operationen, um das zu ändern. Ein verflucht langer Weg. Aber ich bin ihn gegangen und angekommen. Nur das zählt!

Manchmal ist es gut, nicht zu wissen, was einem dabei alles passieren wird, denn sonst würde man sich gar nicht erst auf den Weg machen. *An unexpected journey* heißt der erste Teil der *Herr-der-Ringe*-Trilogie. Ich bin ein großer HdR-Fan, und dieser Titel könnte auch der Titel meiner eigenen Reise sein, die ich ohne Wenn und Aber angetreten habe. Frodo und seine Hobbit-Freunde müssen auf ihrer unverhofften Expedition größte Gefahren und böse Überraschungen meistern, sehen ihren ärgsten Feinden ins Gesicht und kämpfen um ihr Leben. Gleichzeitig erfahren sie, was Heimat, Freundschaft und Liebe bedeuten. Das ist meine Geschichte. Ich brauchte allerdings mehr als zwei Jahrzehnte, um mich überhaupt auf den Weg zu machen und zu meinen Wurzeln zu finden. Dabei wusste ich bereits als kleines Kind, dass ich im falschen Körper geboren war. Ich kam als Mädchen auf die Welt, fühlte mich aber immer als Junge. Für das, was ich war, hatte ich jedoch keinen Namen. Bis ich in einer TV-Sendung Chaz Bono, den Sohn der US-Sängerin Cher, sah. Ein Transmann. Als Mädchen geboren, zum Mann geworden. Da wusste ich endlich, was ich war. Endlich machten meine Zweifel, meine Einsamkeit, mein Zwiespalt einen Sinn. Wenn auch einen bitteren. »Als hätte der liebe Gott einen Sekundenschlaf gehabt, als bei dir das Geschlecht verteilt wurde«, sagt meine Mutter dazu.

Diesen Sekundenschlaf werde ich mein Leben lang ausbaden müssen. Aber das ist mir scheißegal. Heute bin ich frei und kann der sein, der ich bin. Ich arbeite als Model, Fitness-Coach, Unternehmer und Influencer und habe es als erstes Transgender-Model auf ein *Men's-Health*-Cover geschafft. Klar macht mich das stolz. Es ist mein Zeichen an die Welt für mehr Toleranz.

Doch meine Offenheit hat mich auch angreifbar gemacht. Auf eine Art bleibt man eben immer verkehrt. Es heißt, wer im Rampenlicht steht, sollte sich in Acht nehmen. Wie bitte? Ich bin doch nicht diesen schweren Weg gegangen, um mich wieder zu verstecken oder zu verbiegen. *No way!* Ich erzähle meine Geschichte offen. Auch was sich hinter der großen Narbe am Arm verbirgt. In der Community ein No-Go. Dafür habe ich einen Shitstorm geerntet, galt als Verräter. Es gibt viele Transgender, die aus ihrer Biografie ein Geheimnis machen. Dürfen sie auch. Die meisten haben Angst, ihren Job und ihre Freunde zu verlieren, Angst vor Ausgrenzung. Das verstehe ich. Aber wenn wir nicht darüber reden, wird sich niemals etwas ändern. Schließlich ist es mein Körper. Da muss ich auf niemanden Rücksicht nehmen. Und mein zutiefst empfundenes Glück ist es, endlich als Mann leben zu können. Deshalb gab es für mich keine Alternative. Ich musste diese beschwerliche Reise unternehmen.

Wie Frodo habe ich dabei treue Gefährten an meiner Seite. Vor allem aber Gefährtinnen. Die Frauen in meinem Leben – meine Mutter, meine Tante, meine Omma, meine Ex-Trainerin und meine Freundinnen – haben mich unterstützt und mir immer wieder Mut gemacht. Ohne sie wäre ich noch einsamer gewesen ...

Dieses Buch ist kein Ratgeber. Ich erzähle einfach meine Geschichte, weil ich mir damals genau so ein Buch gewünscht hätte. Es hätte mir die Augen geöffnet, viele meiner Fragen beantwortet. Natürlich muss jeder Mensch seinen eigenen Weg finden. Es gibt ja nicht nur die eine Wahrheit. Aber wenn du betroffen bist, dein Kind oder ein Freund, dann tretet die Reise an, findet Gefährten, seid mutige Begleiter.

Euer Ben

»Ich bin es. Max!«

(1987–2005)

Manchmal war ich Finn oder Chris, meist aber Max – jedoch niemals Yvonne. Meinen Geburtsnamen sagten nur die anderen. Meine Familie, Freunde, Lehrer. Keine Ahnung, wo ich diese Jungennamen aufgeschnappt hatte. Damals war ich drei oder vier Jahre alt, und diese Namen quollen aus meinem Mund heraus wie die Papierschlange aus einer Kasse. Wie bestellt. Daran erinnern sich auch meine Eltern – widersprochen haben sie mir nie. Sie hielten es für einen »Spleen«, eine »Kleinkindmacke« und irgendwie für »niedlich«. Das galt auch für meine Lieblingsklamotten und meine Vorlieben beim Spielen. Pink, Glitzer oder Schmuck? Um Himmels willen! Eine Geschichte, die auf Kaffeekränzchen mit Omas und Tanten gerne unter dem Motto »Typisch Yvonne!« zum Besten gegeben wurde: Klein Yvonne konnte gerade laufen und steckte in einem Kleidchen mit großem Spitzenkragen. Dieser wehte ihr immer wieder ins Gesicht, was sie so wütend machte, dass sie mit hochrotem Köpfchen versuchte, ihn mit ihren Händchen abzureißen, begleitet von hysterischem Kreischen. Von da an waren solche Kleidchen mit Kragen tabu.

Also weder Kleidchen noch Püppchen, stattdessen immer burschikos und zum Raufen aufgelegt. Ich war so ein typischer Wildfang.

Tief in mir hockte bereits
meine eigene Wahrheit.
Irre, wie früh die Seele
weiß, dass da etwas
schiefgelaufen ist.

Eine Stimme im Kopf flüstert dir die Wahrheit zu. Sie wird immer lauter. Aber du bist eben noch viel zu klein, um ihr Gehör zu schenken. Du verstehst nicht, worum es geht und was anders ist. Da sind nur diese lauten Stimmen in dir, die was anderes schreien als das, was wahr sein soll. Ständig dieser große Konflikt in dir: Äußerlich bin ich ein Mädchen, innerlich ein Junge.

Das rosa oder hellblaue Etikett wird einem schon im Kreißsaal verpasst. Ist auf eine Art auch gut so, damit es zu keiner Verwechslung kommt. Doch ich bin falsch etikettiert worden. Rosa gelabelt, obwohl ich eigentlich in die blaue Ecke gehöre. Ich bin zwar noch nicht Vater, kann mir aber gut vorstellen, wie dieser Tag für meine Eltern gewesen sein muss. Natürlich haben sie mir alle Geschichten von meiner Geburt erzählt. Wie stolz und froh sie damals waren. Und dann dieser besondere Moment im Kreißsaal: Ist es ein Junge oder ein Mädchen? Die Frage aller Fragen – denn in den 1980er-Jahren gab es diese 4-D-Ultraschallgeräte ja noch nicht. »Hauptsache gesund«, behaupten Eltern immer. Aber unbewusste und somit unausgesprochene Hoffnungen spielen eine Rolle. Was nun, wenn das geborene Mädchen eigentlich ein Junge hätte sein sollen? Ich aber hatte eine kleine Scheide zwischen den Beinen. Damit stand mein Etikett fest. Yvonne ist geboren!

Mein zweiter Vorname hätte »Ambivalenz« sein können. Da gab es das fröhliche, lustige, beliebte Kind mit der vorlauten Klappe. Und daneben immer auch das einsame, fragende, suchende Kind mit dem Kloß im Hals. Das frohe und beliebte Kind war stets sichtbar, das traurige konnte ich lange Zeit gut verbergen. Die Bühne meines Lebens war dafür auch wie geschaffen. Der Kulisse fehlte es an nichts. Tatsächlich bin ich extrem privilegiert aufgewachsen. Wir hatten sogar ein Ferienhaus in Spanien, eine eigene kleine Jacht und ein Sportflugzeug. Eine beachtliche Leistung von meinem Papa, der aus sehr einfachen Verhältnissen stammte. Ohne fremde Hilfe hatte er sich nach oben gekämpft und einen erfolgreichen Betrieb für Küchen- und Treppenbau gegründet. Mein Vater ist wahrlich kein einfacher Mensch, aber seine Energie und Zielstrebigkeit finde ich bemerkenswert. Als Kind genoss ich seine Stärke und Präsenz. Nicht so eine Luftpumpe wie so mancher Vater in meinem Freundeskreis.

Überhaupt war die Rollenverteilung bei uns zu Hause von außen betrachtet ganz klassisch. Alle Männer in meiner Familie sind Macho-Level 3000. Meine Mutter hingegen ist Frau durch und durch. So eine richtige Tussi, aber im besten Sinne. Schöne Kleidung, lange Haare, Schmuck und Make-up. Sie kann nicht mal mehr auf flachen Schuhen laufen, weil sie immer nur Pumps getragen hat. Meine Mama ist das weiblichste Wesen, das ich kenne, aber sie wollte aus mir niemals ein Abbild von sich machen. Als sie meine Abneigung gegen Rüschen, Glitzer und Co. bemerkte, hörte sie auf, mich wie eine Puppe auszustaffieren. Von Anfang an war sie meine Verbündete. Ob ich mich nun als Yvonne oder Max durchs Leben raufte. Ich kenne niemanden, der so liebevoll und zugewandt ist. In unserer Familie war sie für die Liebe und die gute Laune zuständig. Ganz klar: Das Herz habe ich von meiner Mutter geerbt, den Geschäftssinn von meinem Vater.

Unsere frühen Familienjahre waren ziemlich harmonisch. Kuscheln und auch baden mit Papa war total normal. Der Kampf zwischen uns begann jedoch, als er seinem süßen Töchterchen süße Kleidchen anziehen wollte. Nicht mit mir! Aber wenn mein Vater etwas nicht erträgt, dann sind das Widerstand und Machtverlust. Sein Bild von einer Tochter wollte er verständlicherweise nicht so einfach aufgeben ...

Nur leider war seine Art, sich daran festzuklammern und mir zu zeigen, wer der Herr im Haus ist, oft sehr verletzend. Fragte ein Kellner zum Beispiel »Und was möchte Ihr Sohn bestellen?«, bellte mein Vater sofort los »Das ist ein Mädchen, das sieht man doch!«.

Am liebsten hätte ich mich in Luft aufgelöst oder zumindest unter den Tisch verkrochen, doch ich wollte nicht noch mehr Blicke auf uns lenken. Ein echter Horrortrip. Und je älter ich wurde, desto schrecklicher fühlte es sich an. Noch heute sind mir diese peinlichen Szenen präsent ... Musste ich meinen Vater in ein Restaurant begleiten, nahm ich schon mit mulmigem Gefühl Platz. Mein Herz klopfte wie verrückt. Wenn der Kellner kam, senkte ich den Kopf, hielt die Luft an. Als was sah er mich? In mir tobte ein Kampf. »Ignoriere mich!«, schrie es aus einer Ecke, während es aus der anderen dröhnte: »Los, ich möchte als Junge gesehen werden!« Schaut alle her. Ich bin es. Max! Und bitte, bitte, Papa, halt einfach mal die Schnauze.

Doch Schnauzehalten lag meinem Vater aber überhaupt nicht. Ganz im Gegenteil. Ein Melzer-Mann verlässt die Arena nur siegreich und niemals ohne einen letzten Spruch. Natürlich schön laut, damit auch ja niemand die Vorstellung verpasste. Sein Bass erfüllte die ganze Arena, und er führte die Worte wie Schwerter, die mich durchdrangen und zerfetzten. »Sind Sie blind? Das ist doch ein Mädchen!«

Der Hieb trieb mir die Schamesröte ins Gesicht. Mir war heiß. Eine unerträgliche Stille machte sich breit. Der Typ zurückhaltender Kellner fing an zu stottern und entschuldigte sich; der Typ vorlauter Kellner konterte: »Was? Das soll ein Mädchen sein? Ach, das hätte ich jetzt aber nicht gedacht« oder: »Das glaube ich ja nicht!«

Prompt holte mein Vater zum nächsten Schlag aus. »Los, Yvonne, zeig deinen Ausweis!«

Meine Mutter hätte so etwas nie von mir verlangt. *Never ever!* Sie besitzt kluges Feingefühl. Bei meinem Vater hatte ich zunehmend den Eindruck, dass er sich sogar an meiner Scham weidete. Zumindest aber liebt er solche Psychospielchen. Doch mit jeder weiteren Machtdemonstration verlor er immer etwas mehr von meiner Liebe und meinem Respekt ihm gegenüber.

Mein Vater hat allerdings auch eine andere Seite. Diese Behüterseite schätze ich sehr. Und wer weiß, ob er sich nicht sogar in diesen für mich so erniedrigenden Situationen als Hüter empfand: als Hüter seiner Tochter Yvonne. Und egal wie hart er sonst auch war, sobald ich ein ganz praktisches Problem hatte, konnte ich mich darauf verlassen, dass er mir helfen würde. Ob handwerklich oder finanziell. Papa Melzer kann alles. Ein Alphamännchen mit zwei rechten Händen und viel Power. Im Laufe der Zeit hat sich diese Power jedoch immer öfter mit der harten, dominanten, brutalen, lauten, abwertenden Seite zusammengetan, was unserem Familienleben nicht gut bekam. Für mich hatte das besonders verheerende Folgen, denn je größer mein

Geschlechtskonflikt wurde, desto mehr Gelegenheiten fand er, um mich zu demütigen.

Mein großes Glück war, dass meine Mutter nicht versuchte, mich in die verhasste Mädchenrolle zu pressen. Auch nicht als kleines Kind. Instinktiv erfasste sie alle Zeichen meiner Anti-Mädchen-Kampagne und ließ es schnell bleiben, meine Haare mit Glitzerspangen oder pinken Haarbändern zu malträtieren. Auch wählte sie für mich eher Kleidungsstücke aus, die als neutral durchgingen, also ohne Chichi und Gedöns. Ich trug meist Hosen und unifarbene T-Shirts. Großes Theater gab es allerdings im Vorfeld besonderer Familienfeiern. Strumpfhosen, Kleider, Rüschenblusen, Röcke. Schließlich macht man sich ja fein zu solchen Gelegenheiten. Und »fein« hieß Kleid. Diese Verkleidungen sorgten schon Stunden vor dem Ereignis für Bambule im Hause Melzer. Ich tobte und schrie, schmiss mich auf den Boden, trommelte mit meinen Fäustchen auf den Teppich oder setzte mich bockig vor meinen Kleiderschrank, damit ja keiner an die Sachen herankam. Für meine Eltern bestimmt nervig und anstrengend. Immerhin hielt ich mit meinem Theater den ganzen Laden auf.

Eine Zeit lang konnten sie mich noch in die Mädchen-Uniform pressen, aber je älter ich wurde, desto heftiger wurden die Auseinandersetzungen. In meinem Kleiderschrank hingen zwar zwei, drei Alibi-Kleider, ansonsten aber nur Hosen, Sportsachen, Hoodies. Während meine Freundinnen sich am liebsten in Prinzessinnengewänder hüllten, fühlte ich mich schon in einem schlichten Rock unwohl. Ich erinnere mich noch gut an die Konfirmation meines Cousins. Da war ich noch relativ klein – etwa vier, fünf Jahre alt. Ich sollte unbedingt ein Kleidchen und weiße Strumpfhosen anziehen. Beides habe ich mir sofort nach dem Gottesdienst vom Leib gerissen und bin dann in Unterhose herumgesprungen – das wiederum fand die versammelte Festgesellschaft süß.

Immer seltener ließ ich mir meine »Klamottenhoheit« nehmen. Das galt auch für meine gesamte Karnevalskarriere. Ich lebe ja nun mal in einer Narrenhochburg. Der Rosenmontagszug und Kinderfasching gehörten zum Pflichtprogramm. Wochenlang jagte eine Verkleidungssause die nächste. Und ich nutzte schon sehr früh die Gelegenheit, um erst in Jungen-, später in Männerrollen zu schlüpfen. Meine Freundinnen waren Meerjungfrauen, Feen, Bibi Blocksberg, Pippi Langstrumpf oder Dornröschen. Ich schämte mich nicht eine Sekunde, als Prinz, Cowboy, Pirat, Polizist, Superhero oder Doktor daherzukommen. Zu Halloween war ich auch nicht Hexe, sondern Zombie. Als Teenager gab ich den Psychopathen aus dem Horrorschocker *Scream,* und auf der Motto-Cliquen-Party war ich der Zuhälter und nicht die Nutte. An die Cowboy-Zeit erinnert mich übrigens eine Narbe über dem Auge. Die verpasste mir »Sheriff« Stefan beim Wildwest-Spiel mit der Eisenpistole.

Inzwischen bin ich so bei mir, dass ich für eine Hawaii-Mottoparty sogar einen Hula-Rock mit Kokosnuss-BH anziehen würde. Man sieht ja ganz klar, dass ich ein Mann bin, weshalb ich damit spielen kann, ohne mich blöd zu fühlen.

> Als Kind tat ich intuitiv alles,
> um den Jungen, der in mir
> steckte, hervorzuholen.

Zöpfchenfotos von Yvonne sucht man vergebens im Familienalbum. Für mich gab's nur kurze Haare, sonst nichts. Wurden die zu lang, griff ich notfalls selbst zur Schere und schnippelte sie ratzekurz. Dann sah ich aus, als hätten mich Ratten angeknabbert, aber das war mir allemal lieber als »Mädchenhaare«.

Gegen diese blöden Ohrlöcher konnte ich allerdings nichts mehr ausrichten. Die hatte man mir verpasst, als ich noch zu klein war, um mich dagegen zu wehren. Das gehörte sich eben so: Kleines Mädchen trägt Ohrringe. Punkt. Ansonsten ist es, wie gesagt, meiner Mutter zu verdanken, dass meine Kindheit kein ewiger Spießrutenlauf war. Es gab sogar lange Phasen, in denen ich mich bestens durchmogeln konnte, ohne ständig von außen auf meinen inneren Kampf gestoßen zu werden. Ich fühlte mich als Max, habe mich so verhalten und gekleidet, und das Umfeld hat es mitgetragen. Man sprach einfach nicht drüber. Ich war das Mädchen, das eben lieber Hosen und kurze Haare trug.

»Seit mein zweites Kind denken konnte«, sagt meine Mutter, »hatte ich einen kleinen Jungen, der Yvonne hieß.«

Wir wohnten damals in Marl, also mitten im Ruhrgebiet, wenngleich sehr abgelegen am Waldrand. Für mich und meinen neun Jahre älteren Bruder ein echtes Kinderparadies mit Teich, großem Garten, einem Gästehäuschen und Holzhütte auf dem Grundstück. Bis ich mich allein mit Fahrrad oder Bus von A nach B bewegen konnte, zwang diese Abgeschiedenheit meine Mutter zu vielen Fahrdiensten, die sie aber, ohne jemals zu murren, übernahm.

So gesehen verbrachte ich meine Kindheit in einer Bilderbuchidylle. Geliebt, gefördert und behütet. Doch obwohl ich von Natur aus ein fröhlicher Mensch bin, lustig und voller Tatendrang, ausgestattet mit Dickkopf und frecher Schnauze, sehe ich auf etlichen Kinderfotos traurig, bockig oder sogar verheult aus. Mein innerer Geschlechterkampf hinterließ seine Spuren. So fürchtete ich zum Beispiel nichts so sehr, wie in neue Gruppen zu kommen. Nicht dass ich nicht schnell Freunde gefunden hätte – ganz im Gegenteil: Mit mir wollten alle zusammen sein –, aber der Moment, in dem ich als Yvonne vorgestellt wurde, war jedes Mal furchtbar. Ich fühlte mich doch wie Max und nicht wie Yvonne! Insofern war es auch nicht verwunderlich, dass die anderen Kinder erst mal erstaunt dreinschauten.

»Hä? Dieser Junge ist ein Mädchen?«

Es mögen nur Nuancen gewesen sein, aber ich nahm jede hochgezogene Braue, jedes Räuspern und Kichern wahr. Mein Michandersfühlen war so fest verankert, dass mich die nicht passende Resonanz der anderen Kinder zutiefst verunsicherte. Was die hörten (»Ich heiße Yvonne«), war nun mal nicht kompatibel mit dem, was sie sahen. Wie ein falscher Ton, der lange nachschwingt. Ein ungehaltenes Versprechen. Vielleicht hatten die Mädchen ja auf eine neue Spielfreundin in der Puppenecke gehofft. Oder eine Einsame auf eine neue Gefährtin. Die Jungs wiederum hatten mich gar nicht auf dem Zettel. In ihrer Ecke mit Autos, Superhelden und Raufereien hatte ich als eine Yvonne eigentlich nichts zu suchen.

> In den Kategorien, die nach Rosa und Blau, Helden und Feen unterscheiden, war ich immer irgendwie falsch. Denn ich sah aus wie ein Junge und benahm mich auch so, trug aber einen Mädchennamen.

Heute mag man sich fragen, weshalb das Thema Transgender weder in meiner Familie noch in der Schule jemals aufkam. Dass meine Eltern keine Beratungsstelle aufsuchten, fällt aus heutiger Sicht tatsächlich schwer zu glauben. Sicherlich waren da Fragezeichen, doch waren die in den ersten Jahren nie so groß, dass sie unser Familienleben grundlegend störten. Mal abgesehen davon, dass das Thema Transgender erst seit einigen Jahren als gesellschaftlich relevant gilt und entsprechend diskutiert wird. In den Achtzigern und Neunzigern des vergangenen Jahrhunderts – ohne Internet, Handy und Social Media – konnte beziehungsweise musste sich meine Familie durchmauscheln. Zumal es kaum Aufklärung und Beratung gab. Außerdem war ich kein verschlossenes oder gar depressives Kind – und optisch wohl am ehesten ein »Es«. Hübsch, aber eben weder Junge noch Mädchen. »An Yvonne ist ein Junge verloren gegangen«, hieß es immer. Mit dieser Schublade konnten alle Beteiligten ziemlich gut leben. Nach außen hin sogar ich. Schließlich war ich damit aus der Schusslinie. Und für die anderen Kinder gab es eh nur die eine entscheidende Frage:

»Ist die doof? Oder kann man gut mit ihr spielen, bolzen, buffern?« Hey, ich bin ein Ruhrpottkind, noch dazu ein sportliches. Ich galt als Teamplayerin und war schon im Kindergarten die Vorreiterin, das Alphamädchen, Chefin-Boss und Mädchenschwarm. Jawohl.

Ich war der Junge,
der Yvonne hieß.

Auf diese Weise gelang es mir zumindest sehr lange – wenn auch mal mehr, mal weniger gut –, die innere Zerrissenheit, die mich permanent begleitete, auszublenden.

Kraftquelle Sport und ein fieser Stachel

Ein wichtiges Ventil in meinem Leben war und ist der Sport. Draußen herumtoben, um die Wette rennen, klettern? Seit ich denken kann, genau mein Ding. Und dann kam das Wasser mit all seinen Sportmöglichkeiten hinzu. Es sollte meine große Liebe werden. Mit Schwimmen fing es an. Das lernte ich während eines Spanienurlaubs. Herbert*, der damalige Chef meines Vaters und guter Freund meiner Eltern, brachte es mir bei, als ich vier Jahre alt war. Behutsam unterstützte er meine ersten Schwimmversuche im warmen Mittelmeer, indem er seine Hand von unten gegen meinen Bauch legte, damit ich nicht unterging. Immer und immer wieder – bis ich es schließlich allein konnte. »Da haben wir ja ein richtiges Naturtalent, eine richtige kleine Nixe«, lobte er mich. Das hörte sich schön an, obwohl ich lieber ein Wassermann gewesen wäre. Danach hätte ich das tragende Wasser am liebsten gar nicht mehr verlassen.

Aus dem Urlaub zurück, wollte ich meine neu entdeckte Leidenschaft natürlich nicht aufgeben und ließ nicht locker, bis ich im Schwimmverein angemeldet wurde. Dort machte ich mich so gut – ehrgeizig war ich sowieso –, dass man mich schon bald Wettkämpfe schwimmen ließ. Mit noch nicht mal sechs Jahren. Eine fantastische, sehr unbeschwerte Zeit. Für meine Mutter bedeutete die Schwimmkarriere ihrer Tochter allerdings eine Belastung mehr, denn sie fuhr mich nun zweimal die Woche zum Training nach Dortmund. Vierzig Minuten hin und vierzig Minuten zurück plus den

---

* Name geändert.

Wettkämpfen an den Wochenenden. Da ich noch ein Kind war, störte sich zunächst niemand im Verein daran, dass ich in Badehose beim Training auftauchte. Immerhin schwamm ich darin ja wie der Blitz und sammelte einen Pokal nach dem anderen und ein großes Bündel an Medaillen. Irgendwann ging das mit der Badehose natürlich nicht mehr, und ich musste wie alle anderen Mädchen auch einen Badeanzug anziehen. Meine Stimmung mag darunter gelitten haben, meine Leistung jedenfalls nicht.

Wasser ist bis heute mein Element. Wenn ich mich darin bewege, wird plötzlich alles viel leichter, irgendwie schwerelos. Nirgends kann ich meinen Kopf so gut abschalten und mich fallen lassen wie beim Schwimmen und Tauchen.

Nach fünf Jahren beendete ich meine Schwimmkarriere jedoch. Ich gewann noch einen wichtigen Pokal, dann hörte ich auf. Das sorgte natürlich für Bestürzung bei Trainer und Mannschaftskolleginnen.

»Oh nein, Yvonne, wir können und wollen nicht auf dich verzichten. Gerade jetzt, wo du die nächste Stufe erreichen könntest«, versuchte mich mein Trainer zu locken. Es tat mir auch sehr leid, denn ich mochte den Sport und die Menschen dort. Aber im Badeanzug hatte ich keine Chance mehr. Meine wachsenden Brüste machten mir einen Strich durch die Rechnung. Sollte ich die ab jetzt etwa öffentlich zur Schau stellen? Für mich eine entsetzliche Vorstellung. Diese beiden Dinger wollten mir etwas aufzwingen, das ich zutiefst ablehnte: das Mädchensein. Also musste ich mir Ausreden einfallen lassen.

»Ich komme doch jetzt auf die weiterführende Schule«, erklärte ich, »da schaffe ich es einfach nicht mehr mit den vielen Stunden und Hausaufgaben und so.«

Dass mein Bruder und mein Cousin André gleichzeitig aufhörten – sie wechselten zur Leichtathletik –, verschaffte mir gleich noch eine Ausrede: Die zusätzliche Fahrerei werde meiner Mutter zu viel.

Ja, mein *struggle* nahm definitiv an Fahrt auf. Es wurde immer schwieriger, diesen ständigen inneren Kampf zu ertragen. Doch der Sport half mir dabei, mich wenigstens noch als selbstbestimmter Mensch zu fühlen: Auf das Schwimmen folgte die Leichtathletik. Das lag nahe, schließlich war André damals mein bester Freund und wie mein zweiter Bruder. Vielleicht war es für den anderthalb Jahre Älteren deshalb auch nie komisch, dauernd mit einem Mädchen abzuhängen. Seit Jahren unternahmen unsere Familien viel gemeinsam; man feierte so gut wie alle Geburtstage und Feiertage miteinander. Auch als wir älter wurden, waren André und ich fast täglich zusammen. Wenn ich mit dem Schulbus nach Hause kam, hieß es kurz mittagessen, Hausaufgaben zusammenpfuschen – und dann raus: skaten oder eben Leichtathletik. André war mein Sparringspartner im Training und im Leben. Wir hatten nicht nur die gleichen Interessen, sondern sehen uns bis heute sogar sehr ähnlich. Wie Geschwister. Unsere innige Freundschaft dauerte sehr lange an. Erst als er zum Studium nach Köln ging und wir beide in unser Erwachsenenleben einstiegen, haben wir uns etwas aus den Augen verloren.

Nach wie vor hat Sport eine hohe Bedeutung für mich. Er gibt mir die Kraft, mich zu spüren und mit anderen zu messen, an Grenzen zu kommen, sie zu überwinden und die eigene Willensstärke zu spüren. Gleichzeitig ist Sport mein Weg, Wut, Frust und innere Einsamkeit zu kompensieren.

Schnell habe ich gemerkt: Wenn du dich auf dem Sportplatz abrackerst, hast du weniger Zeit zum Grübeln. Außerdem bot er mir immer wieder die Gelegenheit, mich mit Jungs zu vergleichen. Konnte ich, was sie konnten? War ich genauso schnell und stark?

Es folgte eine Episode in meinem Leben, die ein großer Triumph hätte werden können, jedoch abrupt endete. Mit einem Stachel im Herzen, den ich wahrscheinlich nie mehr loswerde.

Mein Bruder und André trainierten unter der Leitung der bekannten Kugelstoßerin Gertrud Schäfer. Als ich die beiden eines Tages beim Training besuchte, durfte ich aus Spaß ein paar Runden mitrennen.

»Du bist ja schnell!«, sagte Gertrud Schäfer mit einem ungläubigen Blick auf ihre Stoppuhr. »Junge, Junge ... Wann fängst du bei uns an, mein Mädchen?«

Das war mein Sprung ins Team.

Ich hatte einen Mordsrespekt vor meiner neuen Trainerin, betete sie regelrecht an. Nicht nur dass Gertrud Schäfer selbst deutsche Meisterin und Olympia-Teilnehmerin gewesen war, sie ist auch eine Trainerlegende. Unter ihrer Regie gewann die Siebenkämpferin Sabine Braun zweimal die Weltmeisterschaft und wurde zweimal Europameisterin. So jemandem begegnet man wirklich nicht jeden Tag. Und noch unwahrscheinlicher ist es, von so einer Koryphäe betreut zu werden. Das Glück meinte es richtig gut mit mir. Noch dazu bescheinigte sie mir großes Potenzial und wollte mich für eine Sportlerlaufbahn fit machen.

Dass Gertrud Schäfer auf der weiterführenden Schule auch noch meine Sportlehrerin wurde, kam meinem sportlichen Fortschritt sehr zugute, weil sie mich nun noch mehr im Blick hatte. Eine intensive Trainingszeit über drei Jahre schweißte uns zusammen – und meine Trainerin entwickelte einen verheißungsvollen Plan.

»Ich bringe dich zu den Olympischen Spielen!«

Davon war sie offenbar felsenfest überzeugt. Ich traute meinen Ohren nicht. Wie bitte? Ich und Olympia? Der helle Wahnsinn. Das schien so unwirklich, so abstrakt. Einfach sehr weit weg. Da hocke ich immer vor der Mattscheibe, wenn sich Athleten aus der ganzen Welt bei den Olympischen Spielen oder Weltmeisterschaften messen. Und nun soll ich da mitmischen? Ich freute mich wie verrückt, blieb äußerlich aber ganz cool, während mein Ehrgeiz auf Hochtouren kam. Für eine ganze Weile schwebte ich auf Wolke sieben, vergaß sogar meine große Last, die ich mit mir herumtrug.

Gertrud Schäfers Idee war es, mich wie einen Phönix aus der Asche zu präsentieren. Sie wollte mich allein, also ganz ohne Verein, aufbauen, um mich dann bei wichtigen Wettkämpfen aus dem Hut zu zaubern und die Konkurrenz zu überraschen. Auf mich hatte diese Form des Trainings allerdings keinen guten Effekt, weil ich mich ganz selten mit den Besten messen konnte. Dauernd gegen schwächere Mitschüler zu siegen, ist nur halb so schön und zielführend. Und so blieb André, der ähnlich gut war wie ich, mein einziger Sparringspartner. Aber er kämpfte nun mal gegen ein Mädchen.

Nach und nach schwand meine Motivation, was durch den energiefressenden Kampf in mir selber verstärkt wurde. Dauernd nur Training, Training, Training. Dabei setzten mir meine Hormone immer mehr zu. Ich hatte Schlafprobleme, fühlte mich ausgelaugt und überfordert. Es fiel mir immer schwerer, die Laufschuhe zu schnüren, die Sporttasche zu packen. Dann noch der ganze Schulkram und meine Seele. Hilfe! ... Vater und Trainerin machten tüchtig Druck. »He, Yvonne, streng dich an.« »Du kannst noch mehr, das weiß ich!« Oft war ich so fertig, dass ich kotzen musste. Das alles führte dazu, dass ich mich immer häufiger fragte: Wofür diese ganze Plackerei? – bis ich es irgendwann einfach satthatte. Viel lieber wollte ich mich den verlockenden, süßen Mädels um mich herum widmen ...

Heute bereue ich es zutiefst, nicht durchgehalten zu haben. Es schmerzt mich, vielleicht die größte Chance meines Lebens verpasst zu haben. Das mag angesichts meiner Geschichte nebensächlich erscheinen. Aber den Traum von Olympia nicht realisiert zu haben, hat eine tiefe Narbe hinterlassen. Gertrud Schäfer hatte eine enorme Bedeutung für mich, als Trainerin, aber auch als Mensch, weil sie an mich geglaubt hat. Ihre unkomplizierte Art, die Dinge auf den Punkt zu bringen, tat mir damals unglaublich gut. Gerade deswegen habe ich mich auch jahrelang so geschämt. Was für eine Enttäuschung muss ich für diese großartige Trainerin gewesen sein.

Gertrud Schäfer erinnert sich ...

»Ich muss mich in eure Bewegungen verlieben«, habe ich immer zu meinen Athleten gesagt. Bei Yvonne war das kein Problem. Ich sah sie und wusste sofort, dass ich da ein Riesentalent vor mir hatte.

Die Schule, an der ich als Sportlehrerin tätig war, verfügte über eine zweihundert Meter lange Tartanbahn mit leichter Steigung. Da habe ich Yvonne getestet. Das war selbst für eine alte Sporthäsin wie mich ein sehr aufregender Moment, als ich das schmale Ding die Bahn hochflitzen sah. Ich traute meinen Augen kaum. Yvonne hatte wahnsinnige Beine mit einer unglaublichen Schrittfolge. Eines dieser seltenen Naturtalente. Sie erreichte auf Anhieb Zeiten, von denen andere nur träumen konnten.

Aber nicht nur ihre körperlichen Voraussetzungen waren einmalig. Sie war total sprintstark und hatte eine enorme Ausdauer. Sie war einfach topfit und dank der vielen verschiedenen Sportarten, die sie betrieb, sehr gut durchtrainiert. Ein absoluter Trainertraum.

»Wenn du durchtrainiert bist, dann sehe ich dich als 17-Jährige in der 4×400-Meter-Staffel, und zwar bei den Olympischen Spielen in Athen. Du bringst alles mit«, sagte ich zu ihr. Damit hatten wir beide einen Deal und einen Plan.

Langsam steigerten wir das Training. Zu Hause in Marl habe ich selber eine Kugelstoßanlage, einen Diskus-Abwurfplatz und einen Kraftraum. Zudem konnten wir das Gelände im Wald und die Sportstätten der Schule am Wochenende nutzen. Im ersten Jahr hat sich Yvonne voll reingehängt, sehr viel trainiert. Dann aber wallten die Hormone, und die Liebe wurde wichtiger als die Stunden auf dem Sportplatz.

Als Trainerin kommt man seinen Schützlingen sehr nah. Man trainiert so intensiv, verbringt unzählige Stunden miteinander, schaut auf die körperliche Fitness, hat einen Blick auf die Zeiten, vergleicht sie. Daran sind natürlich auch Probleme, seelische Erschütterungen und Unzufriedenheiten abzulesen. Man bekommt mit, wenn sich etwas anbahnt oder nicht stimmt. Hinzu kommt die hormonelle Umstellung während der Pubertät, die mit den

Anforderungen einer Sportlerlaufbahn nicht unbedingt kompatibel ist.

Yvonnes Orientierung, ihr Blick in Richtung Mädchen ist mir nicht verborgen geblieben. Eines Tages lud sie eine Freundin ein, sie beim Schüler-Zehnkampf in Aalen zu besuchen. Wie immer übernachteten wir alle zusammen in den Klassenräumen. Als es dunkel wurde, hörte ich es rascheln. Yvonne und die Freundin kuschelten sich in einen Schlafsack. Irgendwas stimmt da nicht, dachte ich. Doch was tut man in so einer Situation? Ein Fass aufmachen? Ich habe das eher pragmatisch gesehen. Na, mit einer Teilnehmerin mehr fahre ich bestimmt nicht nach Hause, dachte ich, aber ansonsten lassen wir das mal auf sich beruhen. Die Jugendlichen haben schließlich auch ein Recht auf ihre Entfaltung und Intimsphäre.

In dem jugendlichen Alter kommen die Sportler oft an ihre Grenzen, mental, seelisch. Bei Yvonne spürte ich viel Druck und Ambivalenz. Ich kannte die Familie gut, daher wusste ich auch, welche anderen Belastungen auf Yvonnes Schultern lagen. Sie war überhaupt nicht mit sich im Reinen. Eine Katastrophe für unsere Olympia-Pläne. Die Ausreden und die Absagen häuften sich. Als abzusehen war, dass sie die Kurve nicht bekommt, sagte ich zu ihr:

»Nächsten Samstag legen wir beide die Beine hoch.«

»Wieso?«, fragte sie.

»Yvonne, dir fehlt jener absolute Ehrgeiz, der nötig ist, um dieses Ziel zu erreichen. Ich erwarte eine andere Einstellung. Ich will und kann mich nicht mit Mittelmaß zufriedengeben. Du hast das Talent, ganz oben mitzumischen, aber dafür musst du richtig beißen.«

Genau das war zu diesem Zeitpunkt allerdings nicht möglich. Natürlich war ich enttäuscht. Talent zu verschwenden, ist immer traurig. Sehr schade, dass Yvonne diesen Weg nicht weiterverfolgen konnte, aus heutiger Sicht jedoch total verständlich. Niemals hätte sie ihre Geschlechtsanpassung und die enormen Anforderungen einer Olympiateilnahme miteinander vereinbaren können. Das war einfach ihr Schicksal.

Erste Lieben

Dass ich ziemlich frühreif war, ist wohl Teil meiner Melzer-DNA – Transgender hin oder her. Für mich war bereits im Kindergarten klar: Mädels sind himmlisch. Zum Beispiel Marianne Schmitz. Was war ich in dieses niedliche Ding verknallt. Mit ihrem langen Goldhaar sah sie aus wie eine Puppe. Alle fanden sie toll und waren in sie »verliebt«. Wie man das in dem Alter eben so ist. Vollkommen harmlos, aber mit ganzem Herzen. Marianne und ich waren unzertrennlich. Sie wohnte auch nicht weit von uns entfernt, sodass wir viele Nachmittage miteinander verbringen konnten. Vater-Mutter-Kind war unser Lieblingsspiel. Wer da der Vater war, könnt ihr euch sicher denken. Andere Mädchen wollten nie der Vater sein. Die Mutterrolle hingegen war immer heiß begehrt. Ich war das einzige Mädchen, das mit Wonne den Vater, Bruder oder König spielte.

Und ich liebte es, verliebt zu sein. Es fühlte sich auch völlig natürlich an. Fragezeichen ploppten erst in der fortgeschrittenen Pubertät auf. Ob im Kindergarten oder in der Schule, sobald es ums Thema Liebe ging, gab ich mich als Junge aus. An mein Umfeld appellierte ich, das gefälligst mitzumachen, was es auch brav tat. Im Türkei-Urlaub zum Beispiel war ich für alle der Chris. Mit neun Jahren hatte ich ja auch noch keine Brüste, was mein Verwirrspiel sehr viel einfacher machte. Ich sah aus wie ein ziemlich süßer Junge, blonde Haare, braun gebrannt, coole Badehose, war lässig und witzig. Die Mädels klebten an mir wie die Bienen am Honigtopf. Ich genoss es und war zugleich der beste Kumpel der Jungs. Besser ging's nicht.

Du kannst dich allerdings noch so sehr wie ein Junge fühlen, kleiden, benehmen – und auch die Menschen, die dich mögen, können dabei jahrelang mitspielen –, sobald ein Busen wächst, hast du ein Problem, oder besser gesagt zwei. Die sind wie sichtbare Signale, die deutlich machen: Das ist kein Typ! Mit steigendem Brustumfang wurde meine Seelennot größer, mein Versteckspiel schwieriger. Die Hormone ergriffen meinen Körper, womit jedoch nicht nur der Busen, sondern auch die Sehnsucht nach sexuellen Erfahrungen wuchs. In meiner Situation ein Bad im Haifischbecken.

Viele meiner Eroberungen begannen mit einer Lüge.

»Hi, ich bin Daniel … Chris … Lukas!«

Für mich aber war es die Wahrheit. Mit einem »Hi, ich bin Yvonne!« hätte ich mich selbst verraten.

Mein erstes echtes Abenteuer in Sachen Mädchen hatte ich mit 14:

André und ich daddeln während einer Trainingspause an unseren Handys.

»He, was ist denn los?«, frage ich, als ich ihn plötzlich auflachen höre.

»Wenn du Langeweile hast, dann schreib der mal«, sagt er grinsend und hält mir sein Display hin. Darauf viele Emojis und Herzchen. Von Melina*. »Die schreibt immer zurück!«

Wer wird dieses Mädel mit dem zauberhaften Namen sein? Prompt stelle ich mich ihr vor:

»Hi, ich bin Daniel. Verrätst du mir deinen Lieblingsladen? Ich suche nach neuen Klamotten …«

* Name geändert.

Lieber mal vorsichtig rantasten. Doch ich lande sofort einen Treffer. Im Nu sind Melina und ich in regem Gedankenaustausch. Was als Langeweile-Scherz begonnen hat, wird immer intensiver. Kurz darauf telefonieren wir zum ersten Mal. Sich zu schreiben und zu telefonieren, kann sehr intim sein. Manchmal lernst du einen Menschen auf diese Weise sogar viel besser kennen, weil die Optik keinerlei Rolle spielt. Es geht um die Stimme, ihren Klang und die Worte. Man lacht zusammen, wird vertrauter, teilt geheime Sehnsüchte oder Probleme. Das kann so innig werden, dass man sich schon ineinander verliebt, ohne den anderen gesehen zu haben. Melina und mir passiert genau das. Denn nicht mal meine Stimme klingt besonders weiblich.

Stundenlang hängen wir an unseren Handys, jeder auf seinem Bett liegend, und doch sind wir uns total nah. Ich mag den warmen Sound ihrer Stimme, ihr wunderschönes Lachen ... Mein Eroberungstrieb erwacht, und ich gebe alles, um Melinas Herz zu berühren. Mittlerweile haben wir uns auch Fotos geschickt. Mit meiner Nick-Carter-Gedächtnis-Friese sehe ich aus wie der Backstreet-Boys-Sänger, auf den die Mädels gerade so abfahren. Aber Melina verliebt sich in Daniel und möchte ihn endlich treffen.

Vor unserem ersten Date bin ich extrem aufgeregt und fange schon Stunden vorher an, mich zu stylen. Zig Outfits probiere ich vor dem Spiegel aus – schließlich will ich besonders gut aussehen –, doch dann entscheide ich mich für mein Lieblingsshirt. Darin fühle ich mich wenigstens halbwegs sicher, denn mir ist speiübel. Wie wird sie reagieren? Erkennt sie sofort, dass ich ein Mädchen bin? Und dann? Könnte ja sein, dass sie stinksauer ist und mich stehen lässt. Aber habe ich denn eine Wahl? *No!* Als Yvonne wäre ich gar nicht an sie herangekommen. Ich muss dieses Risiko eingehen. Jetzt habe ich mir immerhin eine Chance herausgespielt …

Ich sehe sie schon von Weitem. Sie sieht so hübsch aus. Im Nu ist mein Herz entflammt, aber auch kurz vor dem Kollaps. Ein bisschen komme ich mir vor wie in so einem alten Western. Showdown. Aber von alledem ahnt Melina nichts. Mit jedem Schritt auf sie zu wächst die Aufregung – bis wir endlich voreinanderstehen. Plötzlich ist alles ganz leicht. Da ist überhaupt keine Überraschung in ihrem Gesicht. Kein Zögern oder Fragezeichen. Ich bin Daniel, und ihre Erwartungen sind nicht enttäuscht worden. Mir fallen tausend Steine vom Herzen. Egal wie es nun weitergeht. Es ist einfach nur schön, ihr endlich in die Augen sehen zu können.

Tatsächlich werden wir als Daniel und Melina »in echt« noch unzertrennlicher. Wir verstehen uns mega. Wie langjährige Freunde. Gleichzeitig ist da diese herrlich prickelnde Spannung zwischen uns, die ich in vollen Zügen genieße. Da liegen so viele aufregende Versprechungen in der Luft.

Eines Tages drückt sie mir mit ihrem bezauberndsten Lächeln ein Schmuckschächtelchen in die Hand.

»Für dich.«

Als ich es öffne, liegt da eine Silberkette mit unseren Namen – DANIEL & MELINA – und einem Herzchen. Gerührt und glücklich bitte ich sie, mir die Kette um den Hals zu legen …

»Bist du bescheuert?«, kläfft mein Vater, als er die Kette am nächsten Morgen an mir entdeckt. »Du verarschst das Mädchen ja total! Du wirst ihr gegenüber jetzt sofort erklären, dass du *kein* Junge bist! Sonst mache ich das!«

»Das mache ich nicht, auf gar keinen Fall!«, schreie ich meinen Vater an.

Ich könnte ihn killen. Was mischt der sich denn ein? Für mich ist das Ganze kein leichtfertiges Spiel. Es ist meine Art, mich in meiner Rolle als Mann zu testen. Mein Vater aber fackelt nicht lange und greift zum Telefon.

»Das wird jetzt ein für alle Mal klargestellt ...«

Nein, das macht er jetzt nicht wirklich, denke ich, da höre ich schon, wie er mit Melinas Mutter spricht. Ich bin wie gelähmt. Dann ist Melina dran ... Ihm den Hörer aus der Hand reißen? Einfach weglaufen? Bebend vor Zorn stehe ich da. Er steht mir gegenüber mit ausgestrecktem Arm, um mich abzuwehren. Was wäre besser gewesen? Irgendwann enttarnt zu werden? Es zu beichten? Hätte ich das jemals getan? Spielte jetzt auch keine Rolle mehr, denn die Entscheidung ist mir gerade abgenommen worden.

Melina ist schockiert und will es erst nicht glauben. Kein Wunder. Sie hatte ja keinen Schimmer, obwohl wir uns schon so nah waren. Als sie endlich begreift, was passiert ist, kommt, was kommen musste: Sie ist total sauer auf mich. Und mir ist es peinlich hoch zehn. Als würde ich tausend Tode gleichzeitig sterben. Ich bin traurig, wütend, geschockt. Mein eigener Vater hat mich verraten. Und Melina? Der Handy-Chat läuft heiß. Ich versuche zu erklären. Aber zunächst ist da nur Entrüstung – und dann Funkstille. Ichhabesieverlorenichhabesieverlorenichhabesieverloren. Mein Kopf fährt Karussell.

Woher sollte ich damals – mit 14! – auch wissen, dass am Ende immer die Liebe siegt, egal unter welchem Namen?

Ich hatte das unglaubliche Glück, dass Melina genauso verliebt in mich war wie ich in sie. Und wir waren ja inzwischen beste Freunde geworden. In den vergangenen Wochen hatten wir jede freie Minute miteinander verbracht. So verrauchte ihre Wut über diese große Enttäuschung allmählich, und die Sehnsucht hatte wieder genügend Raum, um sich breitzumachen.

Als ich wenig später meinen Geburtstag feierte, tauchte sie ebenfalls auf der Party auf. Anfangs noch sehr reserviert, fasste sie nach und nach wieder Vertrauen zu mir, sodass wir einige Tage darauf einfach da weitermachen konnten, wo wir vor dem Verrat durch meinen Vater aufgehört hatten – nur unter einem anderen Namen. Nun hieß es nicht mehr DANIEL & MELINA, sondern YVONNE & MELINA.

Und so war es denn auch Melina, der ich meinen allerersten richtigen Kuss zu verdanken habe ...

Am frühen Nachmittag wollen ein paar Freunde zum Grillen vorbeikommen. So ein Grundstück am Waldrand mit Teich ist ja prädestiniert dafür. Melina ist schon früher da. Wir liegen nebeneinander auf meinem Bett und schauen so einen »Alibifilm« – *Daylight* mit Silvester Stallone –, um uns dabei unauffällig immer mehr aneinanderkuscheln zu können. Mein Herz rast. Als ich mich traue, sie anzuschauen, gucke ich direkt in ihre leuchtenden Augen. Jetzt ist der Moment! Das spüre ich genau, denn wenn ich eines richtig gut kann, dann ist es, Gelegenheiten zu erkennen und zu packen. Unsere Gesichter sind sich ganz nah, und Melinas wunderbarer Duft raubt mir fast den Verstand. Ich schließe die Augen. Vorsichtig, zärtlich, mit ein ganz bisschen Zunge (mehr ist gerade auch gar nicht nötig) berühren sich unsere Lippen. Jetzt bloß keine Hektik. Bloß nicht drängen oder was falsch machen. Wie habe ich mich danach gesehnt! Und nun liege ich hier und küsse mein Traummädchen.

Ich war beseelt. Aber wenn man 14 ist, geht es danach ja nicht einfach unbefangen weiter. Nach diesem Kuss waren wir beide erst mal etwas peinlich berührt und verunsichert. Und als bald darauf die Freunde eintrudelten, taten wir zunächst so, als wäre nichts gewesen. Aber da war dieser Rausch. Wie waren durchflutet von Liebe und Aufregung. Und beide hatten wir den Drang nach mehr. Endlich all die erträumten Dinge tun ...

Bis zum Abend suchten wir immer wieder die körperliche Nähe des anderen. Als die Clique zu einer gemeinsamen Freundin weiterzog, landeten Melina und ich irgendwann in deren Zimmer. Allein. Und so folgte dem ersten Kuss noch am gleichen Tag die erste Fummelei. Kichernd quetschten wir uns auf einen Sitzsack, alberten herum – und nur einen kurzen Augenblick später fingen wir wieder an, uns zu küssen. Diesmal schon mit der Gewissheit, dass beide es wollten. Wir knutschten so heftig, dass auch ganz andere Regionen in Wallung gerieten. Mich verlangte nach mehr. Sie auch. Mit nervösen, unerfahrenen Händen fummelten wir gegenseitig über den unbekannten Körper. Die Hände verschwanden unter den Shirts und in den Hosen. Ich drang in ersehnte Gebiete vor. Voller Leidenschaft. Alles war so aufregend neu. Der absolute Wahnsinn.

Nach diesem unvergesslichen Tag waren Melina und ich eine Zeit lang ein Paar mit allem, was dazugehört, bis ich irgendwann Lust auf andere Girls bekam. Ich war auf den Geschmack gekommen ... Doch wir sind bis heute befreundet – und demnächst wird sie heiraten. Einen Mann. Was sonst.

Lesbisch oder was?

Warum sich die Mädels in ein Mädchen verlieben, ohne lesbisch zu sein? Eigentlich ganz simpel: Sie verlieben sich in den Menschen, in seine Stimme, seinen Geruch, seinen Humor. Melina hatte sich in den Menschen Daniel verliebt. Und dann heißt derselbe Mensch eben auf einmal Yvonne oder Claudia oder Kathrin.

> Das Etikett mag sich ändern.
> Der Mensch bleibt.

Letztlich geht es ja nur darum, welcher Mensch sich hinter dem Namen – Yvonne/Ben – verbirgt. Jenseits des Geschlechts.

Ich vermute allerdings, dass es problematischer geworden wäre, wäre ich ein Transgender-Junge gewesen, der sich als Mädchen ausgibt. Denn Jungs in dem Alter wollen auf gar keinen Fall von ihrer Peergroup ausgegrenzt werden. Als schwul zu gelten, ist unter Jungs nach wie vor nicht unbedingt cool. Das kann sogar richtig böse enden, je nachdem, in welchem Umfeld du dich bewegst. Mädchen hingegen sind offener, auch für Experimente. *I Kissed a Girl* von Katy Perry löste einen regelrechten Hype aus. Wenn zwei Mädchen sich in einer Partynacht küssen, hat das mit Ausprobieren, Grenzenüberschreiten und Spaßhaben zu tun, ist aber überhaupt kein Hinweis darauf, dass sie lesbisch sind. Auch für mich stellte sich die Frage nach meiner sexuellen Ausrichtung nie, weil ich mich ja immer als Junge beziehungsweise Mann gefühlt habe. Insofern war ich von Anfang an hetero. Ohne dass ich das als Kind oder Jugendliche hätte genau benennen können. Zeit meines Lebens fühlte ich mich zu heterosexuellen Mädchen und Frauen hingezogen – und diese sich zu mir!

Meine Trainerin Gertrud Schäfer, mit der mich ja ein enges Vertrauensverhältnis verband, war tatsächlich der einzige Mensch, der mich mal darauf angesprochen hat.

»Sag mal, Yvonne, bist du eigentlich lesbisch?«

»Nein, wie kommen Sie darauf?«, antwortete ich wie aus der Pistole geschossen, weil ich davon voll und ganz überzeugt war.

Nach dieser Frage begann ich allerdings erstmals, mich bewusst mit meiner sexuellen Präferenz zu beschäftigen und ob das alles so richtig ist, wie es ist. Was ist denn eigentlich los mit mir? Wieder konnte ich mich nirgends zuordnen. Rosa oder hellblau? Puppen oder Autos? Lesbisch oder hetero? Wer und was war ich?

Erwachsene neigen dazu, alles zu hinterfragen und zu diskutieren. Als junger Mensch hingegen folgst du einfach deinen intensiven Gefühlen. Du magst irritiert sein, aber wenn dein Körper sich mit jemandem verbinden möchte, dann folgst du dem Gefühl. Nicht anders wird es den Hetero-Mädchen gegangen sein, die mit mir zusammen sein wollten. Meine Männlichkeit war so präsent, dass sie die Signale empfangen haben und ihnen gefolgt sind. »Mit dir ist das was anderes!« Offenbar brauchten sie selber eine Erklärung für ihr Verhalten, denn vermutlich werden diese Mädchen mitunter verunsichert gewesen sein. Ich dagegen fühlte mich von ihnen akzeptiert. Sie begehrten mich, den Menschen, unabhängig vom Geschlecht. Das tat mir gut in meiner ganzen inneren Aufgewühltheit und Zerrissenheit.

Die Mädchen, mit denen ich zusammen war, nahmen mich so, wie ich war, aber auf unbekanntem Terrain lauerten fiese Fallstricke und größtes Konfliktpotenzial. Zum Beispiel im Freibad. Der trainierte junge Mann zieht sein T-Shirt aus, und – BÄNG! – Brüste werden sichtbar. Jedes Mal fühlte ich mich bloßgestellt. Kurz zuvor der angeschmachtete Typ, im nächsten Moment die peinliche Offenbarung. Schrecklich. Solche Situationen zermürbten mich, bis ich einfach nicht mehr ins Freibad gegangen bin. Der Preis dafür war hoch, denn während alle meine Leute zusammen Spaß hatten – noch dazu in meinem Element, dem Wasser –, blieb ich von Zweifeln erfüllt allein zu Hause. Es ist eine Sache, mit einem Mädchen zu fummeln, aber eine ganz andere, mit Brüsten im Bikinioberteil durch die Menge zu spazieren. Solange ich enge Bustiers unter wallenden T-Shirts tragen konnte – natürlich immer schön die Schultern nach vorne, damit die elenden Brüste nicht zu sehen waren –, fühlte ich mich in der Öffentlichkeit halbwegs wohl. Körperlich richtig frei bewegte ich mich aber nur auf unserem Familienboot. Sobald wir weit genug vom Ufer entfernt waren, sonnte ich mich oben ohne. Dabei ging es mir nicht darum, möglichst streifenfrei braun zu werden. Ich wollte nur wenigstens ab und zu wie ein Mann in der Sonne liegen.

Kurzfristig dachte ich sogar darüber nach, meinen Busen »abzubinden«, ihn also bestmöglich wegzuquetschen, denn als mir wegen extremer Hautprobleme die Pille verschrieben wurde, nahm mein Brustumfang weiter zu. Ein Albtraum. Doch zum Glück habe ich den Abbinden-Gedanken wieder verworfen. Ich wollte nicht noch mehr als

Freak wahrgenommen werden, schließlich hätten meine Sportkollegen das sofort mitbekommen. Das Abquetschen fühlte sich aber auch nicht richtig an. Ich stellte mir vor, wie peinlich es beim Sex wäre, wenn ich einen strammen Gurt um die Brust trüge. Das wäre genauso dämlich, wie sich Socken in die Unterbüx zu stopfen, um einen auf dicke Hose zu machen. *No way.* Eines ist ja nun mal klar: Spätestens wenn die Klamotten fallen, um Sex zu haben, lässt sich das Geschlecht nicht mehr verstecken.

Also setzte ich die Pille wieder ab, zog weiterhin die Brust ein und ging gebeugt wie eine alte Frau. Niemand sollte sehen, was sich da unter meinen Walleshirts verbarg. Dabei hatte ich wunderschöne, wohlgeformte Brüste. Ich aber empfand sie als bedrohlich und verabscheute sie. Diese beiden sichtbaren Zeichen von Weiblichkeit waren wie zwei schmerzhafte Dornen und kaum auszuhalten. Mit Mädchen rumzumachen und von jenen, die in mich verliebt waren, akzeptiert zu werden, ist das eine. Aber da gab es ja auch noch den Alltag. Da hatte ich keine Chance, als Junge durchzugehen, sondern blieb offiziell das Mädchen namens Yvonne. Auch im Konfirmandenunterricht. Zwei Jahre lang wurden meine Freunde und ich auf den »großen Tag« vorbereitet, doch während sich die anderen immer mehr auf den erhofften Geldsegen und ihr Fest freuten, wurde mir immer mulmiger zumute. Mir graute davor, in der Kirche als Yvonne aufgerufen zu werden und vor aller Augen durch das Mittelschiff nach vorne gehen zu müssen. Ganz abgesehen von der unausweichlichen Frage: Was sollte ich anziehen? In Rock und Bluse würde ich diesen Tag niemals überstehen. Und ein Hosenanzug für Mädchen war damals einfach nicht vorgesehen. Nein, für kein Geld der Welt würde ich mich herausputzen wie ein Funkenmariechen. Die Angst vor dieser demütigenden Situation schnürte mir den Hals zu. Und so blieb mir keine andere Wahl, als das Finale abzuschmettern. Zwei Monate vor dem angesetzten Termin begann ich damit, kritische Argumente in die Gespräche zu Hause einzustreuen.

»Hm, das ist doch eigentlich total blöd, dieses Kirchenzeugs. Scheinheiliger Mist. Ich glaube, das bin ich nicht.«

Bis mein Vater irgendwann meinte:

»Dann lass den Scheiß doch!«

Yepp. Das war mein Stichwort, um meinen Kopf unauffällig aus der Schlinge zu ziehen. Sofort griff ich die Anregung auf und brauchte mich auch nicht weiter zu rechtfertigen. Doch so erleichtert ich nun auch war: Gleichzeitig fühlte ich mich rotzelend. Diese große Sause ohne mich. Obwohl ich eigentlich so gesellig bin und am liebsten überall mitmische. Aber nicht als Yvonne!

Einige Monate später heiratete mein Cousin Sven. Ich freute mich riesig für ihn, denn wir mochten uns, und gegen ein trubeliges Familienfest hatte ich auch nichts einzuwenden – immerhin konnte ich inzwischen ja ohne Weiteres eine Hose mit Blazer anziehen, ohne dass mein Vater Theater machte. Die Kleidchenfrage war ein für alle Mal beantwortet. Aber die Verwandten setzten mir dennoch zu.

»Na, Yvonne, hast du schon einen Freund?« ... »Nein??? Dann musst du dir vielleicht mal etwas Hübsches anziehen ... nicht immer so ’n Jungenszeug.«

Solche Sätze machten mich fix und fertig. Ich fühlte mich total allein. Darum hielt ich mich, so gut es ging, von den Erwachsenen fern, kippte ein paar Gläser Sekt, gab die

Spaß- und Babysittertante für die kleinen Gäste und meldete mich ab, sobald die Höflichkeit es zuließ. In meinem Hotelzimmer konnte ich hören, wie alle unten im Saal ausgelassen feierten. In Momenten wie diesen fühlte ich mich wie der einsamste Mensch auf Erden.

Ich lass es richtig krachen

Eines steht fest: Meine Eltern hatten es in der Pubertät nicht leicht mit mir. Ich war ein echtes »Hormon-Monster«. Mit allen Wassern gewaschen. Und das wäre ich bestimmt auch ohne das Transding gewesen.

Etwas galt als verboten oder gefährlich? Tausend Prozent, dass Melzer-Junior ganz vorn am Start dabei war. Beispielsweise bin ich mit Vorliebe nachts ausgebüxt. Alle anderen durften eh immer länger unterwegs sein als ich. Da wir so abgeschieden wohnten und ich durch den Wald musste, gab es bei uns die eiserne Regel: zu Hause sein, wenn die Laternen angehen. Das fand ich irgendwann überhaupt nicht mehr witzig. Und frisch verliebt in Melina, war ich wie ein rolliger Kater. Einfach nicht mehr zu halten, und schon gar nicht durch Regeln und verschlossene Türen. Jede Nacht wartete ich, bis meine Eltern pennten. Tagsüber hatte ich bereits unauffällig eine Flasche Wein, unseren Liebestrunk, aus dem Spirituosenlager meines Vaters mitgehen lassen.

Dass ich mit meiner Omma, wie wir im Pott sagen, auf einer Etage wohnte, entpuppte sich als Glücksfall, denn so konnte ich durch ihr Badezimmer entkommen. Dann nur noch auf Socken die Treppe hinunter und aus Ommas Haustür hinaus. Mein persönlicher Schleichweg. Das Grundstück war zwar mit Bewegungsmeldern ausgestattet, aber ich kannte mich aus, wusste, um welche Ecken ich mich wie herumdrücken musste, damit kein Licht anging. Nun die Mauer hoch und über das Garagendach in unseren Garten. Erst gegen fünf kam ich nach Hause.

Nach ein paar dieser langen Knutschnächte war ich richtig fertig. Hundemüde. So müde, dass ich bei meiner Rückkehr vergaß, meinen Antiquietschtrick an der Haustür anzuwenden.

»Jetzt bist du wohl völlig übergeschnappt, was?!«, brüllte mein Vater auf mich ein, während ich nur noch ins Bett wollte.

Es folgte eine wortgewaltige Standpauke, die mich aber nicht davon abhielt, meine nächtlichen Touren fortzusetzen. Man versuchte zwar, mich zu stoppen, indem die Zwischentür abgeschlossen und der Schlüssel für mich unerreichbar verwahrt wurde, aber die Tür konnte ich nach einer Weile knacken, ohne irgendwelche Spuren zu hinterlassen.

Hatte ich mal wieder aus irgendeinem Grund Hausarrest und Handyverbot, kamen die Mädels zu mir. Sie gaben mir Lichtzeichen, wenn sie im Busch auf mich lauerten. Dann haben wir uns im Gartenhäuschen getroffen, gechillt und geknutscht.

Auch die Schule mit ihren Regeln und Verboten lieferte mir wunderbar viele Möglichkeiten, mich antimäßig so richtig auszutoben. Immer öfter machte ich mit meiner Clique zusammen blau, und ich entwickelte mich zum Meister des Bescheißens. Mein persönliches *Catch me if you can.* Meistens hingen wir dann am Kanal mit Alcopops ab und spielten Fußball. Brachte meine Mutter mich zur Schule, bin ich manchmal gar nicht erst rein, sondern wartete, bis sie mit ihrem Golf außer Sichtweite war, und machte mich aus dem Staub. War ja kein Problem mit der Entschuldigung, schließlich hatte ich die Unterschrift meiner Mama inzwischen perfekt drauf. Selbst unsere Stimmen klangen ähnlich. Eines

Tages rief mein Mathelehrer bei uns zu Hause an, weil ich schon seit ein paar Tagen fehlte. Nun wollte er von meiner Mutter wissen, was los sei – und hatte mich am Telefon. Wie immer meldete ich mich mit »Melzer«.

»Hallo, Frau Melzer, ich wollte mal fragen, wie es Ihrer Tochter geht.«

Wie praktisch, dachte ich, da spiele ich doch mit.

»Yvonne geht es tatsächlich nicht gut«, kam es mir mühelos über die Lippen. »Ein Magen-Darm-Virus, aber sie ist bald wieder auf dem Damm.«

Die Nummer hat er mir voll abgekauft.

Dann aber flog ich leider doch noch auf. Eine Lehrerin enttarnte mich anhand irgendeines saublöden Rechtschreibfehlers, der ihr komisch vorkam; und so hakte sie bei meiner Mutter nach. Dummerweise war sie diesmal selbst am Apparat.

Neben Mädels und Sport hatte ich ein Faible für Motorroller. Vierzig Stundenkilometer waren mir jedoch zu lahm. Per Internet lernte ich, wie man das Ding frisieren konnte. Der Variomatik-Ring musste entfernt werden. Zwei Stunden lang frickelte ich an meinem Roller herum, bis ich blutige Hände hatte. Aber es hat sich so was von gelohnt. Mit stolzen neunzig Sachen düste ich durch die Gegend. Den Variomatik-Ring hatte ich zu einem Schlüsselanhänger umfunktioniert.

Alles klappte wie am Schnürchen, bis mein Vater auf die glorreiche Idee kam, eine Runde mit meinem Roller zu drehen. Der hat vielleicht Augen gemacht!

»Yvonne, hast du einen Vogel? Was meinst du, was passiert, wenn dich die Polizei erwischt?«

Gnadenlos ließ er mich den bekloppten Ring sofort wieder einbauen. Es dauerte allerdings nicht lange, da war ich so geübt darin, dass ich ihn an der nächsten Ecke kurzerhand wieder abfummeln konnte – und auf dem Rückweg dann das Spiel einfach andersherum. Meine Bestzeit pro Umbau: zehn Minuten. Yes! Irgendwann aber muss mir der Ring bei so einer Aktion verrutscht sein, denn der Roller fuhr plötzlich auch mit dem Ding achtzig Sachen.

Meine pubertär-kriminellen Ambitionen krönte ich mit einem Autoklau. Ich war 17 und hatte einige Freunde zu Besuch. Meine Eltern waren ausgeflogen. Da wir plötzlich Bock auf eine Spritztour hatten, mopste ich den Golf meiner Mama. Und dann ab damit durch die Felder. Fenster runter, Musik bis zum Anschlag. Dann schön zum Kiosk gedüst, dort zwei Kisten Bier geholt für die geplante Gartenparty und zurück nach Hause. Dumm nur, dass an unserer Auffahrt schon meine Eltern auf uns warteten! Die Freunde wurden vom Hof gejagt, und dann gab es richtig Ärger. Sogar meine sonst so sanfte Mama kam richtig aus der Höhle. Sie war pottsauer. Vor allem aus Sorge.

»Bist du eigentlich bescheuert? Was da alles hätte passieren können!«

Nach ihrer ungewöhnlich lauten Moralpredigt rauschte sie empört ab.

»Und«, fragte mein Vater, als wir allein waren, »wie fährt er sich?«

Verschwörerisch zwinkerte er mir zu. Das fand ich mal richtig cool von ihm. Trotzdem musste ich die Suppe mit einem sechswöchigen Handyverbot auslöffeln.

Die Lunte brennt

Je weiter die Pubertät voranschritt, desto schlimmer wurde es. Mein Gemütszustand veränderte sich massiv. Mittlerweile war mein ganzes Leben ein einziges Minenfeld mit vielen Brandherden. Jederzeit konnte es irgendwo explodieren. Nicht nur dass ich körperlich und seelisch voller Fragezeichen und Ängste war, jetzt lieferten sich auch meine Eltern eine erbitterte Schlacht. Was lange vor sich hingebrodelt hatte, entlud sich nun umso heftiger. Von dem einstigen Vertrauen keine Spur mehr. Unsere Familie zersplitterte zusehends. Daran hatte mein Vater zweifellos einen großen Anteil. Er war unfair, cholerisch, unberechenbar. Wie oft habe ich mir gewünscht, dass er sich einfach in Luft auflöste. Dass ich endlich allein wäre mit meiner Mama. Es wurde geschrien, geschubst, mit den Türen geknallt. Einmal rief meine Mutter sogar um Hilfe. Sie wollte sich ins Bad flüchten und die Tür absperren, doch mein Vater kam ihr zuvor und muss ihr dabei wehgetan haben.

»Lass die Mama in Ruhe!«, schrie ich.

Die Quittung bekam ich umgehend zu spüren, als er mir volles Rohr eine scheuerte. Reflexartig schlug ich zurück. Meine Mutter ging dazwischen und trennte uns.

Damals war ich so voller Wut, wollte meine Mutter und mich nur noch von ihm befreien. Heute frage ich mich, inwiefern mein Vater das weiterlebte, was er von seinem Vater »gelernt« hatte. Mein Opa war ein richtig harter Hund, der seine Kinder regelrecht verdroschen hatte. Auch mit schweren Bügeln samt Messinghaken? Das hatte ich mich meinen Vater nie zu fragen getraut. Ich muss etwa 13 gewesen sein, als er den Bügel zum ersten Mal einsetzte. Wahrscheinlich hatten mein wachsender Widerstand und Eigensinn ihn auf die Palme gebracht. Je älter und stärker ich wurde, desto härter wurden die Auseinandersetzungen. Ein ungleiches Machtspiel, zumal ich ein Mädchen war. Doch auch mein neun Jahre älterer Bruder hatte oft genug unter ihm zu leiden und war heilfroh, als er endlich ausziehen konnte. Von da an prasselte die geballte Ladung auf mich nieder.

Mein Vater war wie ein Brandbeschleuniger. Sobald mal ein wenig Frieden eingekehrt war, musste er Unfrieden stiften. So lebte ich jahrelang unter ständiger Anspannung. Es war zwar schön, nie Geld- oder gar Existenzsorgen zu haben, aber das Geld – *sein* Geld – wurde genutzt, um mich zu manipulieren, zu erpressen und in der Spur zu halten.

Wenn Freunde da waren, bellte mein Vater gerne mal »Alle Auto waschen!« oder »Kratzt mal mit dem Schraubenzieher die Fugen von der Auffahrt frei!«. Und wir hatten eine riesige Auffahrt. Danach mussten die Fugen neu mit Sand verfüllt werden. Fertig waren wir erst, wenn Vater Melzer das sagte. Der Lohn für ein ganzes Wochenende Schufterei? Für jeden eine Pizza.

Sechs Wochen Urlaub auf einem Boot in Spanien? Klingt erst mal großartig, doch wenn du morgens mit einem Schwall Wasser im Gesicht geweckt wirst, um deinen Dienst anzutreten, fühlt sich das schon nicht mehr so reizvoll an. Zuckerbrot und Peitsche. Dass ich mitfahren durfte, musste ich mir mit Knochenarbeit und Demütigung verdienen. Deck schrubben, Liegen vorbereiten, Picknickkorb packen, und zwar zackzack. Wenn's mal nicht schnell genug ging, gab's Zoff. Steuere ich das Boot mit der korrekten Geschwindigkeit? Schenke ich meinem Vater genug

Aufmerksamkeit? Mache ich die richtigen Fotos? Sage ich die richtigen Sachen? Falls nicht, setzte es übelste Beschimpfungen.

»Du dummes Arschloch!«

Ich lebte auf einem Pulverfass mit brennender Lunte.

Die körperlichen Attacken meines Vaters gingen einher mit seelischen Grausamkeiten. Er ließ sich echt etwas einfallen, um mich zu triezen. Bis hin zur Erpressung.

»Du brauchst diesen Basketball? Kaufe ich dir, aber nur, wenn wir vorher in die neue Boutique gehen und dir ein schönes, figurbetontes Kleid aussuchen!«

Es war abartig. Da waren dann junge, hübsche Verkäuferinnen, vor denen ich mich umziehen musste. Ich litt wie ein Hund, als ich anschließend in diesem eng anliegenden Fummel durch das Einkaufscenter laufen musste. Wahrscheinlich hat sich kein Mensch etwas dabei gedacht, aber für mich war dieser *walk of shame* erniedrigend und verletzend.

In dieser Zeit vereinsamte ich innerlich. Tatsächlich dachte ich jahrelang, dass ich der einzige Mensch auf der Welt war, der so ein Geschlechtsproblem hatte. Da war niemand, dem ich mich hätte anvertrauen können. Ich hatte ja auch gar kein Wort dafür. Und so blieb ich ganz allein auf meinem explosiven Planeten.

»Ich kann nicht mehr!«

(2005–2010)

Immer wieder werde ich gefragt, ob es denn *den* einen Tag für meine Entscheidung gegeben habe, mich meinem wahren Geschlecht anzupassen. Mit allem, was dazugehört. Ja. Diesen Tag gab es tatsächlich. Aber wie bei allen Betroffenen war er lediglich der Endpunkt eines Jahre dauernden Prozesses. Ich brauchte für diese Teilstrecke fünf *fucking* lange Jahre. Aber diese Zeit ist verdammt wichtig, um innerlich auf eine Ebene zu gelangen, von der aus man aus tiefster Überzeugung heraus und, ohne zu zögern, bereit ist, den einen entscheidenden Schritt zu tun. Schließlich hat so ein Schritt ja massive Konsequenzen. Ich wusste genau, was ich mit dieser Entscheidung aufs Spiel setzte: meine Familie, meine Freunde, meinen Arbeitsplatz, meine Sexualität – und womöglich mein Leben. Denn jede einzelne Operation birgt die schlimmsten Komplikationen. Doch meine unerträgliche Seelennot zwang mich, das Risiko einzugehen. Koste es, was es wolle.

Familienscherben

Dass man seinem Kind den Transgender-»Spleen« nicht austreiben kann – weder mit Erpressung noch mit Demütigung –, sollte eigentlich jedem klar sein. Denn trans ist man ja nicht halb oder viertel.

Trans ist man, oder
man ist es nicht.

Ich kann mir aber gut vorstellen, wie schwierig es sein muss, ein Transgender-Kind zu haben. Vor allem für die Generation meiner Eltern, weil es für sie noch viel weniger Hilfs- und Beratungsangebote gab, als wir sie heute zur Verfügung haben. Wenn Menschen wissen, dass sie ein Kind bekommen werden, verbinden sie damit automatisch bestimmte Vorstellungen, Erwartungen und Hoffnungen. Ich glaube, dagegen kann man sich nur schwer wehren. Stellt sich dann heraus, dass sich die – womöglich einzige – Tochter gar nicht als Mädchen fühlt, sondern lieber ein Junge wäre, steht nicht nur die Welt des Kindes, sondern auch die eigene Welt erst einmal kopf. Und damit kann der eine besser umgehen als der andere. Meine Eltern sind besonders gute Beispiele dafür. Die eine tut alles, um ihrem Kind das Leben zu erleichtern, der andere wird von seiner Angst und Ohnmacht regelrecht übermannt. Es fliegen Fäuste und Fetzen. Schreien, toben, Türe knallen, dann wieder eisiges Schweigen, Tränen und Verzweiflung. Und ich mit meinem Geschlechtschaos mittendrin. Meine Fresse, was für ein Höllenritt.

Eines Tages war meine Mutter dann weg. Sechs Wochen lang wie vom Erdboden verschwunden – und das ohne ein Wort. So kam es mir jedenfalls vor. Der Schock über das Ende unserer Familie war so groß, dass ich die Hand, die sie mir zwischendurch reichte, völlig verdrängt habe. Ob ich mit ihr mitkommen wolle, fragte sie mich. Ich war viel zu sauer auf sie, auf meinen Vater, auf diesen ganzen Scheiß, als dass sie hätte zu mir durchdringen können. »Ich bin jetzt 18, könnte ausziehen – und da gehst du?«, habe ich sie angebrüllt. »Jetzt brauchst du mich auch nicht mehr zu fragen. Nein!«

Dabei hatte ich eigentlich immer gewollt, dass sie sich »von diesem Arschloch« trennt. Doch als sie es dann wirklich nicht mehr aushielt und ihre Koffer packte, riss es mir den Boden unter den Füßen weg. Fassungslos, sprachlos, wütend und traurig blieb ich zurück. In einem Haus, in dem ich nicht sein wollte, mit einem Vater, den ich ablehnte, in einem Körper, der nicht meiner war. Ich fühlte mich unendlich verloren. Aber das sagst du natürlich niemandem einfach so. Und schon gar nicht deinen Eltern, die mit sich selbst beschäftigt sind. Du sagst nicht: »Hey, könnt ihr euch jetzt mal um mich kümmern? Sonst drehe ich noch durch!«

Stattdessen saß ich plötzlich allein da mit meinem Vater, mit dem ich ständig Kämpfe auszufechten hatte, während meine Mutter, der ruhende Pol an meiner Seite, nicht mehr da war. Keine Rituale mehr, kein fester Ablauf, keine gemeinsamen Mahlzeiten. Nur noch heilloses Chaos.

Auch mein Vater war von dieser neuen Situation überfordert. Ein paar Mal haute auch er einfach ab. Ich hatte richtig Schiss, dass er sich was antun könnte. Doch dann tauchte er wieder auf – und wieder ging die Post ab. Wie immer, wenn er irgendwelche Probleme hatte. Da nun weder mein Bruder noch meine Mutter da waren, musste ich den väterlichen Frust allein ausbaden. Manchmal war es kaum noch auszuhalten. Dann habe ich mir sogar gewünscht: Bitte lass ihn nicht nach Hause kommen. Lass ihn abstürzen mit seinem Scheißflugzeug. Solche Gedanken sind natürlich richtig krass. Vielleicht empfindet man nur in der Pubertät so gnadenlos. Wenn ich daran denke, wie ich damals drauf war, bekomme ich eine Gänsehaut. Wie verzweifelt muss ich gewesen sein …

Erstaunlicherweise gab es aber auch Phasen, in denen uns dieses Familiendrama vermeintlich näherbrachte. So eine Art Männer-Solidarität. Dann überlegten wir sogar, ob wir gemeinsam nach Amerika ziehen sollten – einfach abhauen und den ganzen Mist hinter uns lassen. Daraus wurde nichts. Dazu verflogen die kleinen Solidaritätswolken viel zu schnell, und wir zofften uns wieder. Heute ist unser Verhältnis stabiler, denn im Laufe der Jahre ist mein Vater viel ruhiger geworden. Damals aber war er für mich einfach nur das Arschloch, das meine Mutter vertrieben hat.

Ich weiß nicht, was ich in dieser kaputten Zeit ohne Omma gemacht hätte. Wir lebten zwar schon lange unter einem Dach, aber erst als meine Eltern sich trennten, wurden wir ganz eng. Bis dahin war sie eben einfach Omma gewesen, kein besonders wichtiger Mensch in meinem Leben. Das änderte sich nach dem Family-Showdown, denn sie wurde damals eine Art Ersatzmutter für mich. Wusste sie, dass ich mittags da sein würde, kochte sie mir meine Lieblingsspeisen.

Wenn ich aus der Schule nach Hause kam und die Tür aufschloss, konnte ich schon im Hausflur riechen, was es gab. Wenn ich nachts besoffen nach Hause gekommen war, briet sie mir Spiegeleier zum Katerfrühstück. Meine Pullis, Hosen und T-Shirts im Schrank rochen nach Ommas Weichspüler, weil sie es sich nicht nehmen ließ, auch meine Klamotten zu waschen. Ihre Fürsorge und ihr leckeres Essen waren damals mindestens so wohltuend wie ihr warmherziger Empfang nach der Schule. In der Geborgenheit dieser vertraut duftenden Omma-Küche mit dem Blümchen- und Rüschendekor wäre ich am liebsten für immer sitzen geblieben. Hier war mein sicherer Hafen. Dabei haben wir gar nicht viel über meine Probleme gesprochen. Omma hat zwar viel mitbekommen und still registriert, sich bestimmt auch ihre Gedanken zum Transthema gemacht, doch statt mich zu löchern oder mir gut gemeinte Ratschläge zu geben, war sie einfach für mich da. Für dieses Gefühl und die ruhigen Stunden in ihrer Nähe bin ich meiner Omma unendlich dankbar. Leider ist sie vor fünf Jahren gestorben, mit 92 einfach im Sessel eingeschlafen und nicht mehr aufgewacht. Dieser Ben, der ich heute bin, hätte ihr bestimmt gefallen.

Jenseits der Omma-Küche loderten in meinem Leben die Feuerherde. Kaum hatte ich einen halbwegs gelöscht, flammte es an anderer Stelle auf. Aktuell waren es die bevorstehenden Abiprüfungen. Meine bisherigen Leistungen in der Schule? Geschenkt. Ich war schon immer faul wie Mist gewesen. Und die familiäre Situation hat mich nicht gerade zum Streber gemacht. So schwanden allmählich die Chancen, das Abi überhaupt zu schaffen. Das beschäftigte mich allerdings um einiges weniger als die beschissene Mottowoche, die mir drohte, sollte ich den Abschluss packen. Jeden Tag in einer anderen Verkleidung herumlaufen. Die verschiedenen Themen standen längst fest: Held deiner Kindheit, Zeitreise, *dress to impress* – was ich mal werden will, Assi-Look ... Das klang ja ganz witzig, aber ein Motto versaute mir alles: Geschlechtertausch. Ausgerechnet! Das mochte für die anderen ein großer Spaß sein, mich stresste das total. Als Mädchen, das wie ein Junge aussieht – als was, bitte schön, sollte ich mich denn verkleiden? Das konnte nur megapeinlich enden. Irgendwann konnte ich an nichts anderes mehr denken. Panik breitete sich in mir aus. Alle Augen würden auf mich gerichtet sein. Der blanke Horror. Ich musste diese Motto-Woche unbedingt loswerden ... Schließlich sah ich nur noch einen Ausweg: Schule abbrechen. Meine Faulheit und unser Familiendrama boten ja genug Stoff für Ausreden. Meinen Eltern konnte ich das ganz gut verkaufen, denn damals herrschte noch nicht die Hysterie, wonach nur mit Abitur etwas aus einem wird. Außerdem stammt mein Vater selbst nicht aus einer Akademiker-Familie, und trotzdem war er ein angesehener, sehr erfolgreicher Geschäftsmann. Solange ich etwas »Vernünftiges« vorschlug, würden sie den Entschluss schon mittragen. Tja, »Hurra!« haben sie zwar nicht geschrien, aber da sie meine schlechten Zeugnisse kannten, kam es für sie auch nicht gerade überraschend. Der Familienrat tagte. Nach einigem Hin und Her beschlossen wir schließlich gemeinsam, dass ich eine kaufmännische Ausbildung im Familienbetrieb beginnen solle. Die Ausbildung bereue ich nicht. Aber es wurmt mich schon, dass ich mir damals selber so im Weg stand. Irgendwie hätte ich das Abi bestimmt geschafft, das weiß ich.

Zu meinen lodernden Feuerherden gehörte damals auch Paula*. Mit ihr erlebte ich das reinste Liebesdrama. Heute himmelhochjauchzend, morgen wieder zu Tode betrübt. Voll anstrengend, dieses Auf und Ab, und wahrlich nichts für schwache Nerven. Meine waren ja wirklich schon genug strapaziert. Stress zu Hause, Stress mit dem eigenen Körper, Stress in der Schule und jetzt auch noch Trouble im Liebesleben.

Die ebenso attraktive wie stolze Paula war der Schwarm aller Jungs. Jeder wollte sie. Das hatte meinen Kampfgeist geweckt. Genau wie ihre Vorgängerinnen hatte auch Paula vorher nur Beziehungen mit Jungs gehabt. Aber im Mädelsbetören war ich inzwischen Meisterin. Auch bei Paula hat's funktioniert. Doch mein Triumph währte nur kurz. Schnell merkte ich, dass sie genauso ein Sturkopf war wie ich, weshalb unsere Beziehung alles andere als ruhig und stabil verlief. Dieses On-/Off-Ding war schon enorm kraftraubend. In der einen Minute voll leidenschaftlicher Hingabe, in der nächsten wie zwei gleichnamige Pole, die sich abstoßen. Paula passte zu dieser wahnsinnigen Zeit, in der alles heftig und nichts entspannt zu sein schien. Nach einem knappen Jahr gab sie mir dann endgültig den Laufpass. Ein Scheißgefühl! Jetzt wusste ich auch, was Liebeskummer bedeutete. Immerhin war sonst immer ich derjenige gewesen, der Schluss gemacht hatte. Außerdem dachte ich, sie habe sich getrennt, weil ihr in unserer Sexualität etwas gefehlt hatte. So zermürbend dieser Liebeskummer, befeuert von Unsicherheit und Selbstzweifeln, auch war, letztlich brachte er mich dazu, endlich genauer hinzuschauen:

---

* Name geändert.

Was zum Teufel ist mit mir los? Und zum ersten Mal traute ich mich, mir selbst einzugestehen: Ich bin im falschen Geschlecht eingeschlossen. Mit meiner bisherigen Durchmogeltour war ich am Ende. Doch welche Alternative hatte ich?

Danach habe ich den Gedanken ab und zu in Gesprächen mit meinen Eltern durchblitzen lassen. Nicht im Klartext, denn dafür fehlten mir einfach die richtigen Worte. Eher so nebenbei.

Das sagt meine Mutter …
Außenstehende fragen sich bestimmt, warum wir das mit unserem Kind nicht längst thematisiert hatten. Aber für uns hatte es damals keinen Namen. Ich erinnere mich noch, wie ich eines Tages einen Spielfilm über dieses Thema sah. Da schoss mir durch den Kopf: Hoffentlich ist das nicht bei meinem Kind so. Denn der Film endete tragisch. Es gab für diesen betroffenen Menschen keinen Ausweg. Das machte mich sehr traurig. Aber solchen Überlegungen habe ich keinen Raum gegeben und sie lieber ganz schnell wieder weggeschoben. Das kann nicht sein, das ist nicht so, das waren meine Selbstberuhigungen. In der Rückschau ist mir natürlich einiges klarer geworden. Welchen unglaublichen Kampf mein Kind in all den Jahren erlebt hat. Wie zerrissen sie war. Auf der einen Seite war Yvonne unglaublich fröhlich und toll, auf der anderen Seite richtig anstrengend. Die anstrengende Seite trat in der Pubertät knallhart zutage. Sie war oft unausstehlich, was ich natürlich immer auf die Hormone geschoben habe. Dabei steckte sie die ganze Zeit in dem Konflikt mit all seinen Unsicherheiten.

Yvonne war 18, als sie das erste Mal erwähnte, dass sie denke, im falschen Körper zu sein. Sie ist dann aber wieder davon abgekommen. Das lag bestimmt auch an unserer Trennung. Eine katastrophale Zeit für uns alle. Ich musste gehen und habe Yvonne beim Vater gelassen, weil es ihr Zuhause war. Das Haus, in dem auch meine Mutter wohnte. Ich hatte nichts. Keine leichte Entscheidung. Aber wenn man mitten im Orkan steht, handelt man instinktiv und muss Entscheidungen treffen. Es ist unser Schicksal, dass damals alle Katastrophen gleichzeitig passierten. Das war die einzige Zeit, in der ich für mein Kind nicht gut sorgen konnte.

Ich denke jedoch, dass Yvonne zu diesem Zeitpunkt selber noch nicht so weit war. Ebenso wenig wie ich und mein Mann es waren. Ich habe so Sachen gesagt wie: »Wie soll das denn gehen?« Wir Eltern haben das »Wieder-davon-Abkommen« dankbar und erleichtert aufgegriffen, um uns nicht damit auseinandersetzen zu müssen. Wir hatten große Angst. Vor dem Thema und um Yvonne. Wir brauchten alle noch mehr Zeit, um das Ausmaß ihres Leides zu begreifen und um ausreichend Mut für diesen Schritt zu sammeln.

»*Was* willst du?«, fragte meine Mutter völlig perplex. »Einen anderen Körper? Wie soll das denn gehen?«

Trotzdem haben wir uns daraufhin Fotos von Transgender-Operationen im Internet angeschaut. Die waren allerdings so schockierend, dass wir diese Büchse der Pandora ganz fix wieder zugeschmissen haben. Sie ging zwar nicht mehr richtig zu, aber als mein Vater meinte: »Was kann ich tun, um das zu verhindern?«, und mir prompt einen Audi TT kaufte, war das Thema erst mal vom Tisch. Dummerweise ließ ich mich auf diesen Pseudodeal mit ihm ein. Er hoffte wohl, mir damit den »Spleen« ausgetrieben zu haben. Als könnte man mit einem Auto wegkaufen, was nicht sein soll. Nach dem Motto: Lieber ordentlich Geld auf den Tisch legen, vielleicht beruhigt sich das Kind dann endlich ... Aber kein Ferrari oder Lamborghini der Welt hätte mich noch von dem Gedanken, eigentlich ein Junge im falschen Körper zu sein, abbringen können.

Das sagt mein Vater ...
Ich wollte das verhindern. Das gebe ich offen zu. Ich war ganz zufrieden mit meinem Mädchen Yvonne. Und ich hatte richtig große Angst um mein Kind. Das ist ja kein Spaziergang, sondern mit so viel Risiko behaftet, dieser Transformationsweg. Es konnte so viel schieflaufen. Ich habe mir auch Sorgen um Bens Sexualität gemacht. Denn nicht immer ist garantiert, dass man überhaupt das Empfindungsvermögen, die Orgasmusfähigkeit und was sonst noch zur Sexualität dazugehört, erhalten kann. Was, wenn man das Mädchen wegschneidet, aber der Mann, der herauskommt, kein richtiger Mann sein kann? Wenn die Sexualität verloren geht – und das mit 18, 19: Was bedeutet es für ihn, zwar optisch wie ein Junge zu sein, aber die Sexualität praktisch nicht ausleben zu können? Dass er ein frustrierter Mensch wird, davor hatte ich am meisten Angst. Aber letztendlich ging es um sein Wohl und nicht um meines. Als feststand, dass er diesen Weg gehen will, habe ich das auch voll unterstützt und mit ihm die besten Ärzte gesucht.

Trotzdem wirkte das Auto – in der Kombination mit einer neuen Flamme an meiner Seite – etwa ein Jahr lang wie ein

Betäubungsmittel. He, dachte ich, du hast eine schöne Frau, ein tolles Auto, eigentlich ist doch alles gut. Sei doch zufrieden. Was willst du denn noch mehr? Offenbar fürchtete ich mich vor meiner eigenen Courage und den Reaktionen meines Umfeldes, redete mir ein, mein Leben auch so im Griff zu haben. Vielleicht fehlte mir in diesem Moment aber auch nur eine kompetente Hilfestellung, die mir meine Angst genommen hätte. Jedenfalls zog ich mich wieder auf meine vertraute Insel der Akzeptanz zurück. Zu diesem Zeitpunkt wollte, oder besser, konnte ich diese Sicherheit nicht riskieren. Ich hätte mich ja komplett nackig machen müssen. Die Kraft dazu hatte ich noch nicht. Rückblickend weiß ich: Es fehlte der berühmte Tropfen, der das Fass zum Überlaufen bringt. Der zündende Funke.

Bis zu meinem endgültigen Outing hat es insgesamt fünf Jahre gedauert. Bis zu meinem 24. Lebensjahr ...

Der Tag der Entscheidung

Gut zwölf Monate nach dem »Autodeal« sitze ich in meiner eigenen Wohnung auf der Couch und sehe fern. Eigentlich will ich ja zum Training – Knöchelverletzung hin oder her –, doch dann ist da dieser Bericht. Und auf einmal ist jeder Gedanke an Sport wie weggeblasen. Ich kann kaum glauben, was ich da sehe. Aus dem burschikosen Mädchen mit den kurzen Haaren soll dieser Typ mit Dreitagebart geworden sein? Gebannt starre ich auf den Bildschirm. Eine Frau wird zum Mann. Ein Mensch wechselt das Geschlecht. Es ist Chaz Bono, das Kind von US-Sängerin Cher. Als Tochter einer weltberühmten Mutter musste sie ihre Transformation gewissermaßen vor den Augen der Öffentlichkeit absolvieren. Ich weiß nicht, wohin mit all den Gefühlen, die da plötzlich in mir brodeln. Da sind Schock, Erlösung, Schmerz, Verzweiflung, Angst, Euphorie. Alles auf einmal. Ich fühle mich wie ein Dampfkochtopf mit Überdruck. Was passiert hier gerade? Minutenlang schüttele ich den Kopf, als wollte ich es abschütteln, verneinen. Tränen laufen mir das Gesicht herunter. Immer mehr, immer heftiger. Da, direkt vor mir, sehe ich, was ich eigentlich schon lange spüre. Die Tiefen meiner Seele liegen offen vor mir. Der Mensch, der ich wirklich bin. Und so lange habe ich gebraucht, um diesen Menschen anzunehmen ...

Wie berauscht schmeiße ich meinen Rechner an und google los. Was mir da unter »Transgender« entgegenspült, ist beinahe mehr, als ich ertragen kann. Wieder gruselige OP-Fotos, daneben aber auch viele andere Betroffene. Wie haben sie es geschafft, sich optisch zu verändern und ihren Weg konsequent bis zu Ende zu gehen?

Dabei bin ich auch Balian Buschbaum begegnet. Wie ich als Yvonne auf die Welt gekommen und als Stabhochspringerin sehr erfolgreich. Aufgrund ihrer Transgeschichte gab sie ihre Karriere jedoch auf. Als wir uns später persönlich kennenlernten, stellten wir fest, dass es noch viel mehr gab, was Balian und mich verband. Für mich war er der erste Transgender-Mann, den ich gut aussehend fand und dem man die Spuren der Transformation nicht sofort ansah. Balian befand sich damals noch mitten in seinem Prozess, den wegen seines sportlichen Erfolgs die ganze Nation mitbekam. Deshalb hatte er auch beschlossen, von Anfang an offen mit seinem Transsein umzugehen. Sein Äußeres und seine Offenheit imponierten mir. Kann ich das auch schaffen? In mir keimte so etwas wie Zuversicht auf.

Wenn ich an diesen Moment auf der Couch – ich nenne ihn meinen »Erweckungsruf« – zurückdenke, bekomme ich sofort wieder feuchte Augen. Da wurde etwas Mächtiges, was lange in mir brodelte, herausgeschleudert. Ein glühender Lavastrom, der nicht mehr zu stoppen war.

So verheult und berauscht wie ich war, fuhr ich noch am gleichen Nachmittag zu meiner Mutter. Dass ich die Fahrt unfallfrei überstand, grenzt schon an ein kleines Wunder. Ich war so getrieben davon, mich endlich, endlich zu befreien. Wie ein Verrückter bollerte ich gegen die Haustür, unfähig, die Klingel zu drücken. Meine Mutter öffnete sofort.

Meine Mutter erinnert sich …
Yvonne rief an und weinte furchtbar. Ich dachte zunächst an Liebeskummer. Aber sie sagte nur, dass sie sofort zu mir kommen müsse. Kaum durch die Tür, brach es aus ihr heraus:

»Ich kann nicht mehr, Mama.«

Noch heute kommen mir die Tränen, wenn ich an diesen Tag zurückdenke. Die Not meines Kindes zerriss mir das Herz. Noch nie hatte ich Yvonne derart verzweifelt erlebt. Sie sah entsetzlich verstört und hilflos aus. Wir lagen uns in den Armen, es gab viele Tränen, aber auch eine Art Erleichterung, dass es nun raus war, gesagt und angenommen, dass dieser Schwebezustand ein Ende hatte. Mir war gleich klar: Die Zeit des Verneinens und Abwiegelns war vorbei. Nun galt es, Yvonne auf ihrem Weg zu begleiten. Ich habe versucht, alle Bedenken und Ängste über Bord zu werfen. Nicht eine Sekunde habe ich über Nachbarn und Freunde nachgedacht, wer wohl was dazu sagt. Natürlich ist eine Geschlechtsangleichung alles andere als leicht, aber ich wollte einfach nur, dass mein Kind endlich glücklich sein kann!«

So viele Tränen, aber auch unendlich große Erleichterung. Schon in den ersten Minuten mit meiner Mutter spürte ich, wie der schwere Mühlstein, der mich zwei Jahrzehnte lang heruntergedrückt hatte, anfing zu bröckeln. Meine Mama war in diesem besonderen Moment genau der richtige Mensch an meiner Seite. Sie fand die richtigen Worte und den nötigen Trost. Wir saßen an ihrem Esstisch, tranken heißen Tee und atmeten durch. Meine Einsamkeit war endlich durchbrochen, die Isolation fiel von mir ab wie ein Panzer. Ich war extrem aufgewühlt, zitterte vor Erschöpfung und Aufregung. Gleichzeitig fühlte ich mich leichter und hoffnungsvoller. Ich hatte die Tür endgültig aufgestoßen …

»Wie soll es jetzt weitergehen? Was brauchst du? Was können wir für dich tun?«, fragte meine Mutter.

Nach der ganzen Heulerei tat es gut, sich an etwas festzuhalten und konkrete Pläne zu schmieden. Zunächst würden wir Angehörige und Freunde informieren. Meinen größten Angstgegner, meinen Vater, wollte sie übernehmen. Noch am gleichen Abend. Ich hatte großen Schiss vor seiner Reaktion. Schließlich konnte ja alles passieren.

Während meine Mutter mit ihm sprach, fuhr ich ziellos mit dem Auto durch die Gegend und hörte Musik. Das mache ich immer, wenn es mir schlecht geht. Es hilft mir, Landschaften, Lichter an mir vorbeirauschen zu sehen und dabei meine Lieblingssounds zu hören. An diesem Abend waren es die Lichter meiner Heimatstadt, so vertraut und doch ganz anders. Zwischendurch starrte ich immer wieder auf mein Handy. Mama wollte mich anfunken, sobald es überstanden war. Da, plötzlich leuchtete das Display auf.

»Papa weiß es jetzt. Komm doch noch mal vorbei«, lautete die Nachricht.

Im ersten Moment war ich natürlich erleichtert. Doch wie würde diese persönliche Begegnung ablaufen? Würde er vollkommen ausflippen oder eine neue Strategie erfinden, um mich davon abzubringen? Doch mein Entschluss stand unerschütterlich fest. Das spürte ich genau. Niemand, auch nicht mein Vater, würde mich mehr stoppen. Trotzdem hatte ich ein Scheißherzklopfen, als ich vor dem Haus meines Vaters aus dem Wagen stieg.

»Was denkst du denn von mir«, fragte er vorwurfsvoll, während er mich an sich zog. »Das ist absolut nicht einfach für mich. Aber vor allen Dingen habe ich Angst um dich«, sagte er. »So viele Operationen. Was da alles passieren kann. Deswegen fällt es mir verflucht schwer.«

Verständlich. Ihr könnt euch bestimmt denken, dass mich diese Reaktion meines Vaters fast umgehauen hat. Mann, war ich froh.

»Da müssen wir jetzt die besten Ärzte finden, damit das nicht in die Bux geht«, sagte er – und danach haben wir noch bis spät in die Nacht geredet.

Als ich schließlich nach Hause fuhr, war ich völlig erschöpft und leer. Ich wollte nur noch allein sein. Nichts hätte mehr in meinen Schädel oder meine Seele gepasst. So ähnlich muss das Gefühl nach einem Marathon sein. Ausgepumpt und euphorisiert. Lange konnte ich trotz aller Erschöpfung nicht einschlafen. Zu viele Gedanken kreisten in meinem Kopf. Immerhin war der erste Tag meines neuen Lebens soeben angebrochen.

Mit demselben Gefühl, nun allerdings mit aufgefülltem Akku, erwachte ich morgens, und es gab mir den nötigen Elan, um meine Mission aufzunehmen. Jetzt hieß es, Leute ins Boot zu holen für meine bevorstehende Reise. Alles andere als easy. Meine Mutter hatte sich bereit erklärt, die Verwandten zu übernehmen, zu denen ich nicht den engsten Draht hatte oder deren Erwiderung ich fürchtete. Heute war ich allerdings mutiger, denn der gestrige Tag hatte mich stärker gemacht. Eine tolle Erfahrung. Du denkst, dass du diese Hürde niemals überwinden wirst, springst trotzdem – und dann hast du es plötzlich geschafft. Nun wollte ich doch viele dieser Gespräche selber führen … Das sollte mich die kommenden Wochen beschäftigen. Ich hatte nämlich nicht vor, die Leute nach und nach einfach so abzutelefonieren. Lieber Auge in Auge. Manche Begegnungen waren geplant, andere überließ ich der jeweiligen Situation. Es bringt ja nichts, etwas erzwingen zu wollen. Wahrscheinlich würde es schon krampfig genug werden. Noch mehr Krampf konnte also nur schaden. Die engsten Familienmitglieder und Freunde sollten es zuerst erfahren. Auf gar keinen Fall hintenrum. Das würde sonst nur für Verletzungen und Missstimmung sorgen.

Vor jedem neuen Gespräch entschied ich, welches Gewand ich dafür brauchte und bei wem ich das besonders dicke Fell anziehen musste. Sehr berührt hat mich Ommas Reaktion.

»Es ändert sich ja nur der Name«, meinte sie ganz trocken. Eine 87-Jährige, die noch nie das Wort Transgender gehört hatte.

Die übrigen Reaktionen aus meinem Umfeld waren gemischt, meistens jedoch positiv. Manche auch sehr überraschend. Menschen, zu denen ich eigentlich gar keine so innige Beziehung hatte, sprachen mir Mut zu.

Doch wie würde mein Opa, der Vater meines Vaters, reagieren? Ich hatte richtig Muffe und Respekt vor ihm, denn er war streng und unterkühlt, hatte seine eigenen Kinder hart rangenommen. Kann er damit umgehen? Wird er das überhaupt verstehen können?, fragte ich mich. Im engsten Familienkreis wurde schließlich entschieden, dass meine Tante, die Schwester meiner Mutter, mit meinem Opa sprechen würde. Was genau er in dem Gespräch gesagt hat, weiß ich nicht. Ich habe nur gemerkt, dass es ihm sehr, sehr schwergefallen sein muss, diese neue Situation anzuerkennen, denn er hat mich noch ganz lange weiterhin »Yvonne« und »sie« genannt, obwohl ich bereits Ben hieß.

Bei anderen Familienmitgliedern habe ich den direkten Kontakt gesucht. So bin ich zum Beispiel selbst zu dem Bruder meines Vaters gefahren. Durch meine enge Freundschaft mit seinem Sohn André waren Onkel Wolfgang und ich uns natürlich ziemlich regelmäßig begegnet, doch unser Verhältnis war bis dahin eher neutral gewesen, wobei ich immer den Eindruck gehabt hatte, dass er mit meinem Mädchen-Junge-Mix nicht so viel anfangen konnte. Es stellte sich jedoch heraus, dass er meine persönliche Lage durchaus auf dem Schirm hatte.

»Ich muss euch was sagen«, sagte ich, als Wolfgang mir die Haustür öffnete. »Aber ich glaube, wir sollten uns setzen.«

»Wieso muss ich mich setzen? Muss ich nich'. Was haste denn auf dem Herzen?«, fragte er.

Ich hatte meine Geschichte noch gar nicht beendet, da klatschte er in die Hände und jubelte regelrecht vor Begeisterung. Ich war baff. Damit hatte ich nicht gerechnet.

»Das ist ja der Hammer!«, rief er. »Das finde ich großartig, dass du deine Entscheidung getroffen hast.«

Wolfgang war aber nicht nur völlig euphorisch, sondern auch superinteressiert. Ich blieb noch lange dort und beantwortete – sehr erleichtert – all seine Fragen. Seither hat sich unser Verhältnis verändert. Als könne er mich besser zuordnen, jetzt, da ich eindeutig in die Kategorie Mann falle. »Benni-Boy« nennt er mich heute liebevoll. Meinen ganzen Weg hat Wolfgang von da an begleitet. Er feiert meine Erfolge, verfolgt meine mediale Karriere, nimmt Anteil. Das fühlt sich total gut an.

Dass André verständnisvoll reagierte, wunderte mich hingegen weniger. Er war ja immer auf meiner Seite und seit Jahren mein bester Kumpel. Er hatte das Drama hautnah mitbekommen – das ganze Liebesgedöns, die Familientragödie – und dabei immer zu mir gestanden. Viel selbstverständlicher als jeder Erwachsene. Für ihn waren mein Outing und meine Entscheidung überhaupt kein Thema. »Bleibt doch eh alles irgendwie gleich.« Typisch André: immer ganz pragmatisch.

Auch Sascha gehört seit Langem zu meinen engsten Freunden. Nur knapp eine Woche nach dem »Tag der Entscheidung« trafen wir uns auf einer Party. Als wir allein an der Tischtennisplatte standen, beide mit einem Bier in der Hand, nutzte ich die Gelegenheit und erzählte ihm alles.

»Für mich bleibst du immer Yvonne«, war seine erste Reaktion.

Ich schnappte nach Luft.

»Was ich sagen möchte ...«, fuhr Sascha fort, »... für mich ändert sich dadurch nichts. Du bleibst immer die, die du bist!«

Diese verkappte Liebeserklärung hat mich sehr gerührt. Seiner Zuneigung zu mir, egal in welchem Geschlecht, war er sich gewiss.

»Wir werden immer beste Freunde bleiben!«, sagte er, und ich umarmte ihn ganz fest.

Etwas mehr Muffensausen hatte ich vor meiner On-/Off-Flamme Paula. Gerade war es mal wieder aus, dennoch hingen wir aneinander. Aber sie neigte nun mal dazu, gnadenlos zuzustechen, wenn man sich ihr schutzlos präsentierte. Also sorgte ich für Sicherheitsabstand, indem ich ihr per Handy einen Link auf die Seite von Balian Buschbaum schickte. Der Link, äh, Wink mit dem Zaunpfahl.

»So geht es mir«, schrieb ich dazu. »Was meinst du dazu?«

Meine Angst war nicht unbegründet. Ich hätte mir eine liebevollere Reaktion gewünscht, aber eigentlich kannte ich Paula dafür zu gut.

»Na und? Was willst du jetzt von mir hören?«, fragte sie kühl zurück.

Damit stieß sie mich einmal mehr voll vor den Kopf. Aber immerhin war ich mir jetzt im Klaren darüber, welche Zukunft ich mit dieser Frau haben würde. Gar keine.

Eine ganz andere Sorte von Herausforderung war da die hart gesottene Handwerkerriege in unserem Familienbetrieb. Da hatte ich es mit raubeinigen, alles andere als weichgespülten Typen zu tun. Wir hatten zwar ein gutes Verhältnis, aber lag das vielleicht am Chefkind-Bonus? Ich kannte ihre wahre Haltung zu bestimmten Themen nicht. Gab es da Homophobie, Rassismus, Frauenfeindlichkeit? In so einer bunt gemischten Hardcore-Männertruppe kann es ganz schön rumoren ... Deshalb hatte ich mir vorher gemeinsam mit Mama eine Strategie zurechtgelegt. Statt es vor der versammelten Mannschaft zu erklären, traf ich mich mit jedem Einzelnen im Büro. Es hat mich viel Überwindung gekostet, plötzlich eine ganz andere Rolle vor diesen grimmig dreinblickenden Burschen einzunehmen und gut zehn Mal mit offenem Visier meine Story zu erzählen. Ich kam mir vor, als würde ich in einer Arena stehen, nackt, mit einer aufgemalten Zielscheibe auf der Brust.

Danach war ich fix und alle, emotional ausgepresst wie eine Zitrone. Aber wieder um ein paar Steine leichter. Ich hatte es geschafft.

»Wenn ihr Fragen habt, fragt mich«, bot ich an. »Redet nicht hinter meinem Rücken.«

Okay, hier sprach die Tochter vom Chef. Da muss man natürlich die Fresse halten. Kann auch gut sein, dass die hinterher unter sich so einiges an Sprüchen abgelassen haben. Trotzdem hatte ich den Eindruck, dass die meisten die Neuigkeit annehmen konnten.

Wenn es um Gruppen ging, war ich besonders unsicher, wie ich mein Outing vorbringen sollte. So auch bei meinen Wing-Tsun-Kollegen. Da ich gerade ein Personal Training mit unserem Sifu (so werden die Meister genannt) hatte, wandte ich mich zunächst an ihn. Vielleicht würde ich als Transmann ja gar nicht mit dem Sport weitermachen können.

»Und ich fürchte mich davor, was die anderen sagen«, gestand ich ihm.

»Keine Sorge«, sagte er, »dabei werde ich dich unterstützen.«

Darüber war ich heilfroh.

Als ich einige Tage verletzungsbedingt fehlte, nutzte er die Gelegenheit, um mit der Truppe zu sprechen. Natürlich fühlt es sich merkwürdig an, sich nach so einer »Generalansprache« wieder mit der Mannschaft zu treffen. Mit tüchtigem Kribbeln im Bauch fuhr ich zum Training. Erster Test in der Umkleidekabine. Die anderen Mädchen ließen sich nichts anmerken. Waren freundlich wie immer. Von der einen oder anderen gab es im Vorbeigehen aufmunternde kleine Streichelgesten, die mir sagten: »Du bist okay!« Puh. Noch ein großer Stein plumpste runter. In der Sporthalle traf ich dann auf die männlichen Kollegen. Auch hier. Freundliches Nicken und ein warmes Willkommen ohne viele Worte. Eigentlich hätte ich es wissen müssen, denn im Kampfsport geht es ja auch um Werte wie Respekt und Anerkennung. Ich war bisher eine von ihnen. Von nun an würde ich eben einer von ihnen sein. Das bedeutete mir sehr viel. Und alle ermutigten mich, auf jeden Fall weiterzumachen. Zumindest so lange, bis die Operationen beginnen sollten. Das war eine wichtige Botschaft für mich, weil ich durch das Wing Tsun viel kompensieren konnte.

Wunderbar leicht war es auch bei meiner Freundin Annika. Manchmal sehen wir uns ein Jahr lang nicht, trotzdem können wir ohne Weiteres dort anknüpfen, wo wir aufgehört haben. Als hätten wir uns gestern erst getroffen. Nun kam sie, um mich zum Public Viewing abzuholen. Fußball gehört zwar nicht zu meinen *favourites,* aber die Stimmung beim Public Viewing liebe ich.

»Annika, ich muss dir unbedingt noch was erzählen, bevor wir losfahren. Lass uns ein paar Schritte gehen«, schlug ich vor.

»Nee, ich möchte jetzt nicht laufen.«

»Na, dann setz dich aber ... Ich habe nämlich eine Entscheidung getroffen.«

Interessiert schaute Annika mich an.

»Ich fühle mich schon so lange unwohl. Aber es gibt eine Möglichkeit ... und ich werde es machen. Ich werde es ändern. Ich bin eigentlich ein Typ. Ich bin im falschen Körper. Ich konnte das bisher nur nicht aussprechen.«

Da lag Annika bereits in meinen Armen und drückte mich ganz fest. Wir lachten und weinten zusammen.

»Mensch, du. Endlich. Ich freue mich so für dich«, sagte sie. »Ich habe das immer schon gespürt.«

Tatsächlich war ich von diesem Augenblick an nicht mehr ihre Freundin, sondern ihr Freund. Annika hatte darum auch überhaupt kein Problem damit, »er« und »Ben« zu sagen.

Eigentlich habe ich in all den Gesprächen nur eine einzige negative Reaktion erlebt.

»Was Gott gegeben hat, das muss so bleiben«, beharrte ein alter Freund der Familie.

Erstaunlicherweise traf mich seine Antwort kaum, vielleicht, weil ich den Mann nie sonderlich sympathisch gefunden hatte. Vielleicht auch, weil er türkischer Herkunft und Moslem war und ich seine Reaktion daher einordnen konnte. Das machte es mir leichter, mich abzugrenzen.

Wow, dachte ich, schon cool, was ich in so kurzer Zeit alles dazugelernt habe. Ich bin ja jetzt schon ein anderer Mensch. Wie wird es sich erst im neuen Körper anfühlen?

Mein Plan G

(2010–2014)

Step 1: Auf zum Seelenklempner!

»Und was ist der erste Schritt?«, fragte meine Mutter. Ich hatte bereits herausgefunden, dass als Allererstes ein Gespräch mit einem Psychologen erfolgen musste. 2009 keine einfache Angelegenheit, denn das Internet spuckte bei der Kombination »Transgender – Psychologe – Recklinghausen« kaum etwas Brauchbares aus. Und ich brauchte ja gleich zwei Spezialisten, einen, der mich therapeutisch begleitete, und einen für die erforderlichen Gutachten. Also probierte ich es mal mit »von Frau zu Mann«, »Transsexualität« und Ähnlichem. Das funktionierte schon besser. Die Liste mit den infrage kommenden Therapeuten war aber nicht gerade lang, und viele von ihnen wimmelten mich bereits am Telefon ab. Ihr könnt euch wahrscheinlich denken, wie sich das für mich anfühlte: Jedes Mal musste ich mich von Neuem outen.

»Guten Tag, ich heiße Yvonne Melzer, und ich bin sicher, dass ich im falschen Körper stecke. Können Sie mir helfen?«

Mit jedem Call machte ich mich komplett nackig. Dass auf der anderen Seite Profis saßen, die nichts und niemanden bewerten, spielte in dem Moment keine Rolle. Jedes Mal kam ich vor Aufregung ins Stottern, wenn ich mein Lebensdrama vor der nächsten fremden Stimme ausbreitete, nur um dann zu hören: »Nein, da können wir Ihnen nicht helfen«, »Das ist nicht mein Fachgebiet«, »Es tut mir leid, aber die Termine sind alle vergeben«. Nach jeder Absage wurde meine Verzweiflung größer. Schließlich kam ich ohne einen Experten an meiner Seite keinen Schritt weiter. Dabei sollte es doch jetzt losgehen. Mein Leben als Mann. Am besten sofort. Ich wollte nicht noch länger warten. Nur gut, dass ich damals nicht wusste, wie viele Jahre noch ins Land gehen sollten ... Doch dann – Yepp! – endlich ein Treffer. Bei einem Fachmann in Essen. Ich wollte gerade innerlich losjubeln, als mir der nächste freie Termin genannt wurde.

»Was? Erst in vier Monaten?«

Shit. Aber was blieb mir übrig? Hier war immerhin ein erster Lichtblick, den ich mir nicht entgehen lassen durfte.

In der Zwischenzeit hatte ich allerdings nicht vor, Däumchen zu drehen, recherchierte weiter nach geeigneten Therapeuten und wurde fündig. Laut Website handelte es sich um eine auf Transgender spezialisierte Therapeutin, die befähigt sei, zu beraten, Gutachten zu erstellen und so weiter. Besser geht's ja nicht, dachte ich, rief an und bekam – oh Wunder! – prompt einen Termin. Das allein hätte mich schon stutzig machen müssen ...

Mit heftigem Herzklopfen fuhr ich zu der genannten Adresse, die sich als ein Hochhaus in einer ziemlich abgewrackten Gegend entpuppte. Überall Müll, kaputte Räder und alter Hausrat. Was sollte das denn? Eine Praxis stellte ich mir irgendwie anders vor. Aus den Wohnungen drang Kindergeschrei, laute Musik, Streit. Ich musste mit dem Aufzug bis in den achten Stock. Eine ruckelige Fahrt in einem stickigen, engen Kasten, in dem es entsetzlich nach Pisse und Kotze stank. Ich hielt die Luft an und spürte wieder mein Herz klopfen. Mir war ganz schön mulmig zumute. Jetzt noch durch den langen, dunklen Flur, dann stand ich vor der »Praxis«. Kaum hatte ich geklingelt, öffnete mir ein Mann in Frauenkleidern. Er bat mich in seine ranzige Bude, vollgestellt mit alten Möbeln. Hier sieht's ja aus wie bei Tante Käthe vom Land, schoss es mir durch den Kopf, während ich meinen Blick durch das Wohnzimmer wandern ließ und an einem dubios aussehenden Zertifikat hängen blieb. »University of irgendwas ... bla, bla ... Psychology«. Ob das echt war? So etwas lässt sich an jedem Computer anfertigen. Doch für mich war es der einzige Grund, nicht sofort wieder zu verschwinden.

Meine »Therapeutin« erklärte mir einleitend, sie selbst sei Hermaphrodit, also ein Mensch, der mit männlichen und weiblichen Geschlechtsorganen auf die Welt gekommen ist. Warum auch nicht? Ihrer Kompetenz als »Seelenklempner für Transgender« konnte es jedenfalls nicht schaden. Aber würde dieser fette Kerl in Frauenklamotten mir helfen, meinen Weg zu finden? Vielleicht sollte ich doch abhauen, überlegte ich, entschied mich dann aber durchzuhalten. Zumindest ist da jemand, der eine Ahnung davon hat, worum es geht. Und wer weiß, womöglich erweist sie sich ja als meine ersehnte Rettung. Allen Bedenken und Bauchgefühlen zum Trotz.

Wir begannen zu reden. Über meine Situation, meine Familie, meine Ängste und Selbstzweifel. Sie hörte zu, fragte ab und an nach. Dann war die Stunde zu Ende.

Eine Woche später saß ich wieder bei ihr im Käthe-Wohnzimmer. Wieder erzählte ich. Wieder hörte sie zu. So ging das Woche für Woche. Irgendwann wurde ich ungeduldig. Wohin sollte das denn führen? Ich brauchte einen Fahrplan! Jemanden, der mir sagte, welche Schritte auf meinem Veränderungsweg nun an der Reihe sind. Fehlanzeige! Diese »Therapeutin« hat mich kein Stück weitergebracht. Stattdessen gab sie mir einen Rat, der mich aus den Latschen haute:

»Steh doch einfach dazu, dass du anders bist! Behalte deine Brüste. Nimm sie an. Geh wieder oben ohne ins Schwimmbad, die Leute müssen das akzeptieren. Du kannst beides leben – auch dein Mann-Sein.«

Mittlerweile hätte ich ja mit vielem gerechnet, aber doch nicht damit! Ich war fassungslos.

»Das geht nicht ... überhaupt nicht«, stammelte ich wütend, knallte erst die 150 Euro auf das fleckige Glastischchen und dann die Tür hinter mir zu.

Danke für nichts! 1.500 Euro hatte mich (beziehungsweise meine Eltern) dieser Nichtspaß im Horror-Psycho-Haus gekostet. Mindestens zehn Sitzungen hatte ich gebraucht, bis mein Bauchgrummeln endlich siegte. Mein Vater war sogar einmal mitgekommen. Auch bei ihm schrillten alle Alarmglocken. Aber andererseits kannten wir solche Berater bis dahin ja noch nicht. Wie also sollten wir das hier bewerten können? Ich hatte das Glück, dass meine Eltern diesen Erfahrungstrip bezahlt haben. Von meinem Auszubildendengehalt hätte ich mir das nicht leisten können. Es dauerte trotzdem ein bisschen, bis ich meine Enttäuschung verdaut hatte. Von wegen Rettung! Diese Person hat aus meinem Leid Profit geschlagen. Und zwar kräftig. Angemeldet bei der Steuer? Wer's glaubt! Okay, das mit der Steuer muss jeder selbst wissen, aber einen verzweifelten jungen Menschen auszubeuten, das geht gar nicht. Eigentlich hätte ich die Trulla anzeigen müssen. Doch ich war viel zu sehr mit mir und meinem ganzen *struggle* beschäftigt. Abgesehen davon war es mir hochnotpeinlich, so einer Ollen auf den Leim gegangen zu sein.

Ein kleiner Trost war die Aussicht auf meinen anderen Therapeutentermin. Ich hätte zwar überhaupt keine Therapiesitzungen gebraucht, denn für mich war ja alles klar. Aber es ist nun mal gesetzlich vorgeschrieben. Es gibt auch bestimmt Menschen, denen diese Gespräche mit echten (!) Experten eine wichtige Stütze sind. Ich denke da zum Beispiel an ältere Transgender, die vielleicht sogar Ehepartner und

Kinder haben und die erst viel später als ich ihren Zustand einzuordnen wissen und sich bekennen können. Was muss das für ein Schock für alle Beteiligten sein, wenn zum Beispiel der Vater plötzlich eine Mutter sein will. Der Druck für diese Gruppe ist ungleich höher. Auch für Transkinder mit ihren Eltern ist es megawichtig, professionell begleitet zu werden. Da sind so viele Ängste und Fragen im Raum.

»Und wenn Sie sich irren? Wenn Sie später doch wieder anders sein wollen? Abgeschnitten ist abgeschnitten. Das kann man ja nicht wieder rückgängig machen.«

Diese Argumente habe ich auch immer wieder in Gesprächen zu hören gekriegt. Meistens von Menschen, die entweder gar nichts mit dem Thema zu tun haben, aber auch von ängstlichen Angehörigen. Die Angst und Unsicherheit von Eltern kann ich total gut nachvollziehen, auch die Befürchtung, dass es die falsche Entscheidung gewesen sein könnte. Aber es ist eben keine Frage der »Entscheidung«, ob man Mann oder Frau im richtigen Körper ist. Denn – das kann nicht oft genug betont werden:

Wir Transgender sind
keine Verirrten, die nicht
genau wissen, zu welcher
Seite sie gehören.

Die allermeisten merken sehr genau, dass sie im falschen Körper sind – und zwar schon in frühster Kindheit. Transsein ist weder eine Laune noch eine Phase noch heilbar im Sinne von »das verwächst sich«. Transsein ist weder eine psychische oder sonstige Erkrankung noch eine Mode noch ein Trend. Trans bist du, oder du bist es nicht. Fertig.

Als ich nach den unendlich langen vier Monaten meinen Therapeuten aufsuchte, war es so, wie ich es mir vorgestellt hatte und wie ich es aus Filmen kannte: ein Vorzimmer, in dem ich allein und mit dem bekannten Herzklopfen wartete, mit komischen Bildern an der Wand, die mich aber seltsamerweise beruhigten. Überhaupt herrschte dort eine ganz ruhige Atmosphäre. Dann kam ein kleiner Mann herein, der aussah wie ein Professor. Er begrüßte mich mit Handschlag und führte mich in das Sprechzimmer. Ein heller, zurückhaltend und modern möblierter Raum mit zwei bequemen Stühlen. Es gab sogar die berühmt-berüchtigte Couch. Ich konnte wählen, ob ich lieber liegen oder sitzen wollte, entschied mich aber immer für den Stuhl. Zu liegen fand ich albern.

Nun konnte die Reise also endlich losgehen.

Dass ich mich nicht mehr im Entscheidungsprozess befand, sondern meine Antwort »Ich bin ein Mann!« längst gefunden hatte und den Therapeuten lediglich als Mittel zum Zweck brauchte, hat der Psychologe glücklicherweise ziemlich schnell erkannt. Natürlich haben wir dennoch über meine Kindheit und meine Gefühle gesprochen. Darüber, wann welche Situationen für mich wegweisend waren und wie es mir damit ging.

»Ich sehe schon«, sagte der Transgender-Spezialist, »bei Ihnen ist die Sache klar. Sie sind schon sehr weit in Ihrer Auseinandersetzung.«

Damit kamen wir jetzt zum Kern meines Anliegens: mein Plan G(eschlechtsanpassung)! Der »Professor« erläuterte mir, welche Schritte im Einzelnen dafür notwendig seien, welche Anträge ich wo stellen müsse, und nannte mir kompetente Kolleg*innen im Bereich Transgender. Da war er also, der rote Faden, nach dem ich die ganze Zeit gesucht hatte. Nun brauchte ich ihm nur (!?) noch konsequent zu folgen – und am Ende würde Yvonne Erinnerung und ich ganz und gar Mann sein. Alles andere blendete ich aus. Das hätte mich bloß kostbare Kraft gekostet. Kraft, die ich nötig brauchte.

Step 2: Nervenaufreibendes Genehmigungsverfahren

Diese mehrstufige Antragschose ist ein halber Roman und nicht ganz ohne. Der Therapeut ging die einzelnen Punkte mit mir durch, damit mir möglichst keine Fehler unterliefen. Fragen zu beantworten ist das eine. Richtig Kopfzerbrechen bereitete mir mein transsexueller Lebenslauf. Gewissermaßen das Herzstück des ganzen Prozedere. Darin steht – für Krankenkasse und Behörden begründet –, wieso man das Geschlecht anpassen will. Ich bin ein richtig guter Schnacker und selten um Worte verlegen, aber auf einmal schriftlich mein Innerstes nach außen zu kehren, war nicht gerade mein Ding. Zudem hing davon so viel für mich ab. Mit einem Kloß im Hals saß ich vor den weißen Blättern. Sollte ich es wie einen Aufsatz schreiben? Na großartig. Ausgerechnet ich, der in Aufsätzen eine Niete war. Wie sehr muss ich mich öffnen? Welche Worte brauchen Behörden, um mir zu glauben und meine Not zu verstehen? Welche Ereignisse waren wichtig? Vieles hatte ich verdrängt oder einfach vergessen. Also musste ich meinem Gedächtnis auf die Sprünge helfen. Dabei konnte mir meine Mutter helfen, denn sie ist die Familienchronistin, die auch wirklich jedes gemalte Kunstwerk von uns Kindern, jedes gekritzelte Zettelchen und alle Schnappschüsse aufbewahrt hatte. Die Hüterin des Familienarchivs. Hier erhoffte ich mir erste Hinweise, ob ich mich vielleicht als Kleinkind per Zeichnung mit meinem Thema bemerkbar gemacht hatte.

Zusammen mit meiner Mutter entwickelte ich auf einem großen Blatt zunächst eine Art Timeline. Ich malte einen geraden Strich. Ganz links trug ich meinen Geburtstag ein, ganz rechts das aktuelle Datum. Dann füllten wir die Gerade mit äußeren Begebenheiten in meinem Leben. Dazu gehörte meine Zeit im Kindergarten, die Einschulung, der Wechsel auf die weiterführende Schule, meine sportliche Laufbahn etc. Nun galt es, nach Ereignissen in meinem Gedächtnis zu kramen, an denen sich meine Problematik ablesen ließ. Wo und wann fühlte ich mich deutlich unwohl und fehl am Platz? Ein Hoch auf die Sammelleidenschaft meiner Mutter. Sie hatte nämlich auch unzählige Fotoalben und von ihr gestaltete Fotocollagen. Hinter einem riesigen Bilderrahmen steckten zig Kinder- und Jugendfotos von mir. Und fast alle sprachen Bände. Das war uns in dieser Deutlichkeit bislang gar nicht so aufgefallen: mein neutrales Aussehen, meine Jungenkostüme, die fehlenden Mädchenaccessoires. Akribisch trug ich all diese frühen Anzeichen meines »Michandersfühlens« zusammen und reihte sie chronologisch aneinander. Daraus entwickelte ich dann den Text für meinen benötigten Translebenslauf. Etliche Entwürfe später hatte ich es geschafft. Ein kraftraubender Akt. Schmerzhaft, aber nützlich.

Diesen »Brief« bekam auch ein Urologe, der sich gut mit dem Transthema auskannte und der ebenfalls zu einem meiner Behandler wurde. Es ist schon irre, wie viele Fachleute aus unterschiedlichsten Disziplinen an diesem Prozess beteiligt sind: Psychologe, Urologe, Gynäkologin, Chirurgen und nicht zuletzt all die Sachbearbeiterinnen und Sachbearbeiter von Krankenkasse und Behörden.

Ganz ehrlich: Ich bin froh, in Deutschland zu leben, denn unser Leiden ist hier anerkannt und wird von der Krankenkasse bezahlt, das heißt, begründete Geschlechtsanpassungen werden finanziert. Denn wie viele Betroffene könnten sich das wohl leisten? Dann käme zu der seelischen Not auch noch die finanzielle Last – und damit oft der bedrohliche Tunnel der Ausweglosigkeit. Das deutsche Rechts- und Gesundheitssystem ist für uns Betroffene ein echtes Glück.

In etlichen anderen Staaten werden Transgender gesetzlich verfolgt, geächtet, bestraft und sogar mit dem Tode bedroht.

Mit meinem Antrag an die Krankenkasse hatte ich gleich alle nötigen Operationen und Behandlungen in einem Rutsch beantragt: Hormontherapie, Entfernung von Brüsten, Eierstöcken und Gebärmutter, geschlechtsangleichende Operationen wie Penoidaufbau, Erektionsprothese, Glansplastik, Skrotumplastik und was sonst noch damit zusammenhängt. Das macht erstaunlicherweise nicht jeder Transgender so. Immerhin muss auf A ja B folgen und dann C. Warum die zahlreichen OPs einzeln beantragen, wenn das Ganze dann umso länger dauert? Ich wollte meinen Plan G jedenfalls so schnell wie möglich durchziehen.

Dass ich hier so locker mit den Fachbegriffen um mich werfen kann, liegt daran, dass sie mir mittlerweile in Fleisch und Blut übergegangen sind. Es sind die Vokabeln meines neuen Lebens. Bei der Antragstellung fand ich sie noch ziemlich gruselig und einschüchternd.

Der Umschlag, den ich am 8. April 2011 mit zitternden Händen in den Postkasten fallen ließ, war richtig dick. Es fühlte sich an, als rutschte da gerade mein Lebensglück in die Hände fremder Menschen. Total crazy. Niemand um mich herum ahnte, was da in diesem Augenblick passierte, was für ein schicksalsträchtiger Umschlag jetzt unterwegs war. Nicht weniger als mein Leben hing an diesem Schreiben, das soeben in dem gelben Kasten zwischen Rechnungen, Ansichtskarten, Mahnungen und Liebesbriefen verschwunden war.

Der Druck, der mit diesem Schreiben zusammenhing, war aber auch ganz praktischer Natur, denn bereits vier Monate später, am 4. Juli, sollte meine erste Operation stattfinden. Die Entfernung der Brüste. Bei so einem mehrstufigen Marathon, der in der Regel Jahre dauert, überlappen sich zwangsläufig Anträge, Untersuchungen, OP-Termine und Genehmigungen. Alles wohlgeordnet »eines nach dem anderen« zu planen, ist gar nicht möglich, zumal jede Institution lange Warte- beziehungsweise Bearbeitungszeiten hat.

In der ersten Woche konnte ich es mir noch verkneifen, täglich hoffnungsvoll nach der Post zu schauen. Doch mit jedem Tag, der verging, wuchs meine Nervosität. Es war die reinste Zitterpartie. Wie lange konnte so ein Genehmigungsvorgang denn dauern? Mehr als zwei, drei Wochen? Vielleicht sogar Monate? Mich macht es ja schon kirre, in einer Schlange an der Kasse oder an einer Ampel zu warten. Ich bin ein Macher. Und wenn ich etwas erreichen möchte, muss es zackzack vorwärtsgehen. Jetzt aber war ich zum bloßen Abwarten verdammt. Tagein, tagaus malte ich mir alle möglichen Szenarien aus. Was, wenn die Krankenkasse mir nicht glaubt? Was, wenn der Umschlag verloren gegangen ist? Was, wenn das Antwortschreiben an die falsche Adresse geschickt worden war? Meine Mutter, die mich immens unterstützte, telefonierte zwar beinahe wöchentlich mit der zuständigen Sachbearbeiterin. Aber diese versicherte immer wieder: »Die Dinge brauchen nun mal ihre Zeit.«

Ganz egal, wie groß meine Sehnsucht auch war. Ich wusste ja nicht einmal, ob ich einen kleinen oder großen Umschlag erwarten sollte. Ist es wie bei der Antwort auf eine Bewerbung? Die großen Umschläge sind schlecht, während die kleinen Umschläge die Zusage enthalten?

Mindestens 85-mal öffnete ich gespannt meinen kleinen Briefkasten. Inzwischen waren es nur noch sechs Tage bis zur Brust-OP. Vor lauter Aufregung konnte ich kaum noch essen und schlafen ... Dann – endlich! – hielt ich einen Brief von der Krankenkasse in den Händen. Das Logo erkannte ich sofort. Noch im Hausflur riss ich den Umschlag auf. Bähm!

»Sehr geehrter Herr Melzer, ... teilen Ihnen mit ... genehmigen ... Kostenübernahme ...«

Ich tanzte vor Freude und schrie meine Erleichterung heraus. Yesss! Das bedeutete für mich den Startschuss in mein neues Leben. Was für ein grandioser Moment. Plötzlich schien alles möglich zu sein. Eine tiefe Zuversicht breitete sich in mir aus. Denn neben all den sachlichen Faktoren erlebte ich gerade etwas völlig Ungewohntes. Ich wurde in meinem Mann-Sein anerkannt! Ich, der ich 23 Jahre lang voller Zweifel und Heimlichtuerei durch die Welt getaumelt bin, werde als der angenommen, der ich bin, und nicht infrage gestellt. Innerlich hatte ich mich schon auf einen Kampf durch alle Instanzen eingestellt. Und ich hätte ihn gnadenlos geführt. Aber als anerkannter *all-in* brauchte ich weder zu fighten noch mir irgendeinen Gedanken um Finanzielles zu machen. Meinem Plan G stand also nichts mehr im Wege ...

Auch an diesem Punkt zeigte sich mal wieder, dass ich es trotz allem ziemlich gut getroffen habe. Meine Familie war auf meiner Seite und nun auch die nötigen Institutionen. So ein Glück haben wahrlich nicht alle Transgender. Wenn ich mir vorstelle, dass jemand ganz allein diesen Weg beschreiten muss. Hammer. Umso dankbarer bin ich heute für diese große, lebenswichtige Chance.

Step 3: Hormone – Segen und Fluch

Die Therapie lief, die Geschlechtsanpassung war von der Krankenkasse genehmigt. Nun konnte ich den dritten Step in Angriff nehmen: die Hormonbehandlung. Transgender, die sich erst sehr viel später als ich zu ihrem »Anders-Sein« bekennen, absolvieren meist eine längere Übergangsphase, in der sie üben, den Alltag in ihrer neuen Rolle zu bewältigen, bevor mit der Hormonbehandlung begonnen wird. Wie sehe ich denn als Frau/Mann überhaupt aus? Wie reagiert mein Umfeld, wenn ich plötzlich in Frauenkleidern oder mit angeklebtem Bart rumlaufe? Was machen diese Reaktionen mit mir? Komme ich mit Abgrenzung, Mobbing oder Trennung überhaupt klar? Nicht wenige Betroffene erleben furchtbare Dinge im Laufe ihrer Veränderung. Partner, Kinder, Angehörige und Freunde wenden sich ab. Sie erfahren null Unterstützung. Der Arbeitsplatz wird gekündigt (natürlich mit irgendeiner fadenscheinigen Begründung, denn niemand darf wegen seiner sexuellen Ausrichtung gekündigt werden; das wäre Diskriminierung). Gesellschaftliche Ausgrenzung. Verarmung. All das blieb mir glücklicherweise erspart. Und ich bewegte mich ja schon seit Kindertagen als Junge in der Öffentlichkeit. Insofern war mein Umfeld damit vertraut und stand mir bei. Das kürzte den gesamten Prozess für mich ab. Bereits sechs Monate nach Therapiebeginn konnte ich mir die erste Hormonspritze abholen. Allerdings nicht, ohne vorher bei der Gynäkologin gewesen zu sein. Der blanke Horror. Ganz abgesehen davon, dass es generell nicht sonderlich witzig ist, sich nackt und mit gespreizten Beinen vor einer fremden Person zu zeigen, empfand ich es als zutiefst beschämend, mich hier im wahrsten Sinne des Wortes als Frau behandeln lassen zu müssen. Aber um diese Untersuchung kam ich nicht herum. Schließlich muss eine Fachärztin untersuchen, ob alles an der richtigen Stelle sitzt oder ob bei den bevorstehenden Operationen mit Komplikationen zu rechnen ist. Wieder einmal war es meine Mutter, die mir den »Offenbarungseid« ersparte, indem sie vorher mit der Ärztin sprach. Die beiden Frauen überlegten sich auch etwas, um mich vor dem öffentlichen Aufrufen und den fragenden Blicken im Wartezimmer zu schützen. Und so sind Mama und ich frühmorgens zusammen in die Praxis, als Erste auf der Warteliste, und haben uns in die Nähe der Rezeption gesetzt. Nach wenigen Minuten ertönte die Durchsage: »Für Melzer, bitte!« Wir sind beide aufgestanden, und keine der Wartenden achtete auf uns. Das wäre mit Sicherheit anders gewesen, wenn ein Typ namens Yvonne aufgerufen worden wäre. Und da die Ärztin auch noch sehr einfühlsam war, konnte ich diesen Punkt wenig später erleichtert abhaken.

Auf der Fahrt zu dem Endokrinologen, der meine Hormontherapie begleiten würde, dachte ich voller Vorfreude an den Bart, der in Kürze sprießen würde, an die kräftigen Muskeln und überhaupt. Pieks – und schwups verwandele ich mich in einen Kerl wie ein Baum. Oder so ähnlich. Gott, war ich naiv! Dabei lag meine erste Pubertät ja noch gar nicht so lange zurück. Ich hätte mich also gut daran erinnern können, was Hormone anrichten. Denn genau das steht Transgendern bei der Anpassung bevor: eine hormonelle Umstellung mit allem, was dazugehört. Ich bin also gleich zweimal durch dieses Fegefeuer gewandert.

Das Rezept über die eintausend Milligramm flüssiges Testosteron hatte ich bereits eingelöst. Gleich würde man mir zum ersten Mal mein neues Lebenselixier verabreichen. Testosteron ist das wichtigste männliche Hormon und wird vor allem im Hoden, in geringerem Umfang auch in den Nebennierenrinden gebildet. Also, ohne Eier kein Testo. Jedenfalls beinahe, denn auch Frauen bilden ja männliche Hormone, aber im Normalfall eben sehr viel weniger. Jedenfalls überhaupt kein Vergleich zu den Männern. Umgekehrt ist es ja genauso: Zu viel Östrogen macht einen echten Kerl wahrlich nicht froh. Es gibt Richtwerte für die unterschiedlichen Hormonhaushalte – und daran orientiert sich auch die Dosis, wenn man das Geschlecht wechselt.

Die zähe, ölige Lösung muss eigentlich sehr langsam intramuskulär gespritzt werden. Doch schon bei meinem ersten Besuch in der endokrinologischen Praxis bekomme ich zu spüren, dass dafür im dicht getakteten Praxisalltag niemand Zeit hat. Zack und zisch! Rein in den Arsch. Verdammte Scheiße, tut das weh! Aber ich will nicht jammern, denn das ist ja nur der erste Preis für die Männlichkeit. Auch verkneife ich es mir, beim Muskelkater des Todes zu jaulen, den ich danach eine Woche lang genießen darf.

Wie ein geprügelter Hund schleiche ich zu meinem Auto. Manchmal durchfluten noch Stunden danach heiße Wellen meinen Körper. Die Hormone, die bis an mein Lebensende alle zehn Wochen in mich hineingespritzt werden, sind meine Droge. Wie ein Junkie fiebere ich darauf hin, ich fürchte und brauche den Stoff, denn ohne ihn geht nichts. Die Hormone lassen mich der Mann sein, der ich bin. Aber jedes Mal fühlt es sich an, als würde mir ein Pferd in den Arsch treten. Selber spritzen? *No way.* Das kommt für mich überhaupt nicht infrage. Die Zwei-Wochen-Depot-Spritze hat zwar weniger Nebenwirkungen, aber alle 14 Tage zum Arzt latschen, dafür habe ich keine Zeit, also bleibt nur die Hardcore-Variante. Muss ich durch.

Von Hitzewellen bis Haarausfall

Der mega Muskelkater infolge der Spritze war das eine, das andere war die mentale Wirkung, die auch nicht lange auf sich warten ließ. Hormone sind echt ein heavy Zeug. Da niemand genau sagen kann, wie welcher Körper reagiert, muss anfangs mit den Mischungen und Mengen herumprobiert werden, bis die passende Dosis gefunden ist, während der Körper Purzelbäume schlägt. Ich hatte Stimmungsschwankungen wie in den Wechseljahren. Sogar Hitzewellen. Richtig krass! Die armen Menschen um mich herum. Die mussten wirklich was aushalten. Ich war unausstehlich. Mich hat die Fliege an der Wand genervt, und bei der kleinsten Kleinigkeit bin ich gleich in die Luft gegangen. Himmel! Jeder, jede und jedes konnte mich im Nu auf die Palme bringen. Ich war auch extrem aggressiv, rastete aus wegen nichts und wieder nichts. Ich stand völlig neben mir, merkte während dieser Ausraster sogar selber, dass ich mich gerade bescheuert verhielt, hatte aber keine Kontrolle darüber. »It's because of the T«, scherze ich heute, wenn ich mal wieder wie aus heiterem Himmel in die Luft gehe. Aber die ersten sechs, sieben Monate lang war das überhaupt nicht witzig. Es schießt von innen hoch, tausend Nadelstiche am Körper, eine heiße Welle, die einen überspült. Furchtbar.

Es hat eine Zeit lang gedauert, bis Dosierung und Mischung passten und ich wieder ein umgänglicher Zeitgenosse war. Dabei stellte sich heraus, dass ich ein bisschen mehr Testosteron benötige. Angefangen haben wir mit einer Hormonspritze alle zwölf Wochen, dann alle elf und jetzt bin ich bei zehn Wochen. Meine Freundin kann mir auf den Kopf zusagen, wann die Wirkung nachlässt. Sie liest das an meinen Stimmungsschwankungen ab. Antriebslosigkeit, Aggression ... Sinkt der Pegel, verschlimmern sich die Symptome.

In der ersten Phase gab es »nur« die Spritzen. Etwas später starteten meine Operationen. Und das bedeutete: Einerseits wurden mir die hormonproduzierenden Teile wie die Eierstöcke entfernt, andererseits »T« und Co. in mich hineingespritzt. Das war wie ein interner Fight von Östrogen und Testosteron – der helle Wahnsinn. Meine damalige Freundin und meine Familie mussten ganz schön leiden unter meinen Stimmungsschwankungen.

> Zu Beginn der Transformation
> war ich eine Art Zwischenwesen.

Die Stimme wurde tiefer, das Kreuz breiter, aber da war eben auch noch eine Gebärmutter. Deshalb musste ich mich – zusätzlich zu den Spritzen – mit einem Hormongel einreiben. Das habe ich regelrecht zelebriert, denn ich wusste, dass ich mit jeder Hormonbehandlung meinem Planziel einen Schritt näher kam. Entsetzlich fand ich die Menstruationen. Sie wurden zwar seltener und weniger stark, aber ich wollte, dass das ganz aufhört. Also lieber eine Extradröhnung Hormone. Ich Dussel dachte auch, dass der Bart dann schneller kommt. So blauäugig. Von einem Rauschebart kann nämlich bis heute keine Rede sein. Das erste zarte Fläumchen über der Oberlippe tauchte sogar erst nach vier Jahren auf. Dann sprossen die Koteletten an der Seite etwas drahtiger, sodass ich wenigstens die wachsen lassen konnte.

Übrigens veränderte sich meine Haarstruktur insgesamt. Als Mädchen waren sie seidig glatt, heute sind sie borstig und lockig. Bis an den Wangen und am Kinn die ersten Stoppeln zu erkennen waren, hat es aber eine gefühlte Ewigkeit gedauert. Jahrelang hatte ich immer noch so weiche Wangen wie ein Baby. Von Instagram-Followern – darunter ja etliche Transgender – werde ich öfter gefragt: »Was machst du für deinen Bart?« Da muss ich ihnen gleich reinen Wein einschenken: »Hey, du kannst nichts machen, einfach nur warten. Nützt alles nichts!« Tatsächlich bleibt einem nichts anderes übrig, als die Fussel zu trimmen, immer wieder zu rasieren und vor allem Geduld zu haben. Bei einem biologischen Mann braucht es auch Jahre, bis er einen richtigen Bart hat. Und bei manchen kommt er sogar nie. Warum sollte das bei Transmännern anders sein? Nur weil die Hormone von außen gespritzt und gecremt werden? Keine Chance. »Das Gras wächst auch nicht schneller, wenn man daran zieht« – ganz alter Spruch, aber in Sachen Transbart leider nur allzu wahr. Alter, wie viele Stunden ich vor dem Spiegel verbracht habe, um die mickrigen Stoppeln zu zählen! Fehlte eigentlich nur noch die Lupe. Inzwischen bin ich da ganz gelassen. Es ist schon eine Menge da – und wenn es nicht mehr wird, *so what,* dann ist das eben so.

Apropos Haare: Während der Bartwuchs auf sich warten ließ, durfte ich erst mal erfahren, wie sich Haarverlust anfühlt. Plötzlich entwickelten sich nämlich Geheimratsecken des Todes oder, wie ich es auch nenne, zu viel Gesicht. Androgener Haarausfall heißt der Fachbegriff. Testo rein, Haare raus! Hätte mich ja auch mal jemand drauf vorbereiten können. Aber selbst dann hätte ich es mir wahrscheinlich nicht vorstellen können oder einfach vollmundig behauptet: »Wenn mir die Haare ausgehen sollten, dann rasiere ich mir eben eine Glatze. Steht mir bestimmt.« Als es dann so weit war, war mir überhaupt nicht mehr nach Glatze zumute. Ich fand es einfach nur bekloppt. Da wollte ich immer der Mann sein, der ich bin, und dann gehen mir die Haare aus? Das war ein Schock. Schließlich genoss ich es, mich zu stylen und meinen Look immer wieder zu verändern. Hey, ich war damals Mitte zwanzig! Da ist eine Halbglatze alles andere als sexy, und die Stylingmöglichkeiten sind doch sehr begrenzt. Kurzum: Ich hatte keinen Bock auf Glatze und ließ eine erste Haartransplantation machen. Aber dazu kommen wir später noch.

Das Thema Haare beschäftigte mich allerdings auch weiterhin, denn was oben ausfiel, spross an anderen Stellen wie irre. Ich habe eine behaarte Brust wie ein Affenmensch. Theoretisch könnte ich mich alle fünf Tage am Körper rasieren und anschließend eine Perücke anfertigen. Crazy! Erklär mir mal jemand, warum das Haar am Dachstübchen ausfällt, aber am restlichen Körper regelrecht wuchert. Es wächst die Beine hoch wie Efeu, über den Hintern bis zu den Schultern. Ich dachte, die Beinrasur sei nur den Frauen vorbehalten. Nix da, die Fellstelzen brauchen ja auch mal Luft. Daher trimme ich meine Beine im Sommer. Dafür muss ich mich in die Badewanne stellen, und wenn ich fertig bin, liegt da ein Puschel. Braucht jemand Material, um sein Kopfkissen zu stopfen? Ich hätte da reichlich im Angebot. Das Fellgedöns kann man natürlich nicht einfach den Abfluss runterspülen, dann wäre gleich alles verstopft. Nö, fein die Wanne ausfegen ist angesagt.

Am oberen Beinrand ist sogar ein Stufenschnitt nötig, weil es sonst aussieht, als hätte ich halterlose Strümpfe an.

Ich bin schon voll der Bein-Stylist. Wenn ich die Vollkörper-Behandlung durchziehe, bin ich locker zwei Stunden beschäftigt. Ist aber auch echt eine Kunst, es vernünftig hinzukriegen. Fehlen eigentlich nur noch so kleine, haarige Flügel hinten auf dem Rücken. Aber ich schwöre: Wenn das noch ärger wird mit der Körperbehaarung, muss da ein Laser ran.

Keine Tränen mehr

Ja, die Nebenwirkungen von Plan G waren nicht ohne. Aber auch wenn mir manchmal echt zum Heulen zumute war: Seit den Hormonspritzen kann ich nicht mehr weinen. Da sind auf einmal keine Tränen mehr, die ich vergießen könnte. Während ich als Mädchen noch ganz nah am Wasser gebaut war und Sturzbäche heulen konnte, sind meine Tränendrüsen inzwischen wie zugeploppt. Bis bei mir Tränen fließen, muss wirklich etwas ganz Schlimmes passieren. Ob das nun gut oder schlecht ist? Keine Ahnung. Es ist eben einfach anders.

Insgesamt bin ich jetzt auch weniger emotional. Vor allem bei Auseinandersetzungen. Meine Freundin sagt manchmal, ich sei der Eiskönig. Dabei argumentiere ich nur sachlicher. Es ist, als hätten sich einige Türen geschlossen. Deshalb bin ich aber noch lange kein gefühlskalter Arsch geworden. Ich sehe Dinge allerdings nüchterner, was mein Leben um einiges unkomplizierter gemacht hat. Ich überlege heute dreimal, ob ich ein Thema anschneiden soll oder nicht. Unendliche Diskussionen sind mir ein Graus. Als Mädchen hingegen habe ich mich leidenschaftlich in jedes Wortgefecht gestürzt, auch wenn sie einen nicht unbedingt weiterbrachten. Das erspare ich mir heute. Auch dieses ständige Hinterfragen und Grübeln war rückblickend ziemlich anstrengend. Da lebe ich doch viel lieber so geradeaus wie jetzt. Das hat auch den Vorteil, dass ich empathischer bin als früher. Statt dauernd Gedankenkarussell zu fahren, höre ich meinen Mitmenschen zu, kann mich viel besser in sie hineinversetzen. Es ist übrigens eine ganz spannende Erkenntnis: Dadurch, dass ich heute viel zufriedener mit mir und meinem Leben bin, habe ich mehr Verständnis für andere. Mag sein, dass es auch etwas mit Erwachsen- beziehungsweise Älterwerden zu tun hat, aber ganz sicher auch mit meinem eigenen Lebensglück. Als typischer Steinbock wollte ich früher immer sofort mit dem Kopf durch die Wand. Heute nehme ich mich auch mal zurück, höre mir die andere Seite an und argumentiere dann möglichst sachlich.

Also jede Menge los durch die Hormone. Aber natürlich haben sie mich auch optisch männlicher gemacht: geringerer Körperfettanteil, mehr Muskelmasse, breiteres Kreuz, kantigeres Gesicht, größerer Kehlkopf.

Als biologisch geborene Frau, die sich früh entschließt, als Mann zu leben – so wie ich –, ist die erfolgte Anpassung irgendwann kaum noch sichtbar. Niemand, der mir zum ersten Mal begegnet, vermutet, dass ich als Mädchen auf die Welt gekommen bin. Dass ich von Natur aus groß gewachsen bin, ist ein Glück. Zudem war ich ja schon immer sehr sportaffin – ein echter Trainingsjunkie –, was für den Muskelaufbau und mein maskulines Erscheinungsbild extrem förderlich war. Hier zeigen sich übrigens die Grenzen der hormonellen Behandlung. Zwei-Meter-Männer, die sich jenseits der zwanzig, sprich wenn man eh biologisch ausgewachsen ist, für eine Anpassung zur Frau entscheiden, können nicht kleiner werden. Ihre Hände und Füße werden nicht schrumpfen. Ebenso wenig kann sich der Kehlkopf zurückbilden oder eine tiefe

Stimme weiblich hell werden. Umgekehrt ist das genauso. Wenn du als Mädchen mit 1,60 Metern und Schuhgröße 37 ausgewachsen bist, dann können auch die Testosteron-Spritzen daran nichts ändern. Daher werden Transgender-Kinder – selbstverständlich nach eingehender Begutachtung und Beratung – heute viel eher behandelt, mitunter schon vor der Pubertät. Damit soll die Leidenszeit für die jungen Menschen verkürzt und das Wachstum entsprechend beeinflusst werden. Medizin und Beratungsstellen sind da innerhalb weniger Jahre einen großen Schritt vorangekommen.

Step 4: Tschüs, Yvonne!

Meine Zeit als Yvonne war abgelaufen. Insofern musste auch ein Männername her. Nur welcher? Auf jeden Fall nicht so etwas Albernes wie Son Goku oder Gandalf. Es sollte ein Name sein, der meinem Jahrgang entspricht. Bloß kein Freakname! Ich war damals zwar ein großer Fan von Justin Timberlake, aber niemals hätte ich mich in Recklinghausen Justin genannt. Genau das hatten allerdings viele in meiner Umgebung erwartet. Cooler Name hin oder her. Jahrgang 1987. Nachname Melzer. Da heißt man nicht Justin. Wenn ich O'Donnor oder McGregor mit Nachnamen hieße, okay. Aber doch nicht Justin Melzer. Sven wollte ich aber auch nicht heißen. So hätten meine Eltern mich genannt, wenn ich als Junge auf die Welt gekommen wäre. Doch Sven kam für mich schon mal gar nicht infrage. Zwen, die Luftpumpe? *Never!* Mein Bruder hatte einen guten Freund, der Benjamin hieß und auch so genannt wurde. Diesen Namen schlug meine Mutter vor. Und da ich finde, dass Eltern den Namen ihrer Kinder auswählen sollten, erkor ich Benjamin zu meinem neuen Rufnamen. Mein Vater hatte jedoch Einwände.

»Du brauchst einen kurzen, starken Namen.«

»So etwas wie Kurt oder so was?«, scherzte ich.

»Welche großen Männer heißen schon Benjamin?«, sagte er.

»Zum Beispiel Benjamin Franklin.«

Damit war die Diskussion beendet.

Aber ich wollte Papa auch eine Chance geben. Da er Verwandtschaft in Kanada hat, schlug er Ryan vor. Der Name gefiel mir gut. Benjamin Ryan Melzer. Damit stand mein neuer Name fest! Jetzt galt es, ihn in den Alltag zu integrieren und auch amtlich zu bestätigen. Zu dem Zeitpunkt wusste ich noch nicht, dass ich mal auf Instagram mit über 115.000 Menschen, darunter vielen Transgendern, auf der ganzen Welt kommunizieren würde. Und dass mein zweiter Vorname eine Accountänderung überhaupt erst möglich machte. Angemeldet und bekannt wurde ich nämlich unter dem Begriff »Ego-Shooter«. Viele denken da gleich an so Ballerspiele. Aber die hatte ich gar nicht im Sinn, als ich mir diesen Profilnamen verlieh. Ich dachte, »Ego-Shooter« passt gut, weil Instagram ja eine Plattform mit vielen Selfies ist, also »Shoots vom Ego«. Das war meine Assoziation. Doch nach ein paar Jahren passte er überhaupt nicht mehr zu mir. Mal eben ändern ging allerdings auch nicht. Ein anderer Benjamin Melzer hatte sich den Account berechtigterweise geschnappt. Einen #benjaminryanmelzer gab es hingegen nicht. Anders als in Deutschland werde ich in den USA oft mit ganzem Namen und nicht mit der Kurzform »Ben« angeredet. Aber sie sprechen es auch so wundervoll aus. »Bendschämin.« Ganz soft gesprochen. Das höre ich echt gerne.

Ich weiß noch genau, wie ich beim Urologen im Wartezimmer saß, in ängstlicher Erwartung, gleich wieder »Frau Melzer« zu hören. Stattdessen ertönte zum ersten Mal »Herr Melzer, bitte!« aus dem Lautsprecher. Eigentlich erstaunlich, dass kein Mensch im Wartezimmer den Stein gehört hat, der mir in dem Moment von der Seele geplumpst ist. Der eine oder andere wird sich höchstens gewundert haben, warum »Herr Melzer« plötzlich volle Kanne strahlte.

Auch der Psychologe nannte mich von Anfang an Herr Melzer. Was für ein unglaubliches Gefühl, zum ersten Mal so angesprochen zu werden. Aber natürlich war es für Menschen, die neu in mein Leben traten, auch sehr viel leichter, mich so zu nennen, denn sie kannten mich ja nicht anders. Wesentlich anspruchsvoller war es für meine Familie, Verwandte und Freunde, die schließlich 23 Jahre mit Yvonne verbracht hatten. Darum räumte ich ihnen innerlich auch eine Art Karenzzeit ein. Doch nach einem halben Jahr mit neuem Etikett wurde ich richtig fuchsig, wenn einem oder einer von ihnen wieder »Yvonne« und »sie« herausrutschte. Da war ich alles andere als gelassen und verständnisvoll. Ich fand's respektlos und verletzend. Heute wäre ich da wahrscheinlich großzügiger. Bei meinem Vater brachte mich das natürlich besonders auf die Palme. Damals empfand ich es als Provokation, als würde er das mit Absicht machen. »Papa, versuch es doch wenigstens«, habe ich anfangs noch freundlich gebettelt. Geändert hat es sich nicht. Stattdessen bellte er mich, wenn nötig, sogar an: »Na, dann zeig doch deinen Ausweis! Zeig ihn doch, wenn du Ben heißt!«

Das war schon schlimm genug im Familienkreis. Aber er zögerte auch nicht, mich in der Öffentlichkeit vorzuführen.

An jenem Tag waren wir wieder einmal zusammen bei einem Kunden. Eigentlich waren mein Vater und ich in der Firma ein gutes Team, das muss ich sagen. Ich habe für ihn auch die schweren Kollektionskoffer getragen, weil er das wegen seines Rückens nicht mehr so konnte. Mein Vater verkaufte, ich arbeitete ihm zu. Dabei hielten mich viele Kunden für einen jungen Mann. Auch dieser besagte Kunde, der eine Tochter in meinem Alter hatte. »Vielen Dank, junger

Mann«, wandte sich der Kunde an mich, »Ihre Arbeit ist wirklich gelungen.«

Über dieses Lob hätte ich mich gerne in Ruhe gefreut, aber mein Vater konnte seinen Mund nicht halten und funkte dazwischen: »Nein, das ist kein junger Mann, das ist meine Tochter.«

Der Kunde war verblüfft und wollte es nicht glauben. Über meinen Kopf hinweg entspann sich ein angeregtes Hin und Her: »Das gibt's ja gar nicht. Sie sieht doch aus wie ein Kerl.«

»Nicht wahr? Da staunen Sie.«

»Allerdings. So etwas hab ich noch nicht erlebt.«

Stumm stand ich daneben. Wahrscheinlich war ich knallrot geworden, meine Wangen glühten, und mir war eiskalt.

»Annika, komm mal her, das musst du dir ansehen ... Hättest du gedacht, dass das ein Mädchen ist? Das ist gar kein Junge!«

Wie ein Affe im Zoo kam ich mir vor. Ich hätte im Erdboden versinken und meinen Vater killen können. Einzig mein Anstand hinderte mich daran, aus dem Raum zu rennen, um dieser oberpeinlichen Situation zu entkommen. Doch als mein Vater mich schließlich aufforderte, meinen Ausweis zu zücken, um den Beweis zu liefern, platzte mir der Kragen:

»Wollt ihr mich alle verarschen?«, rief ich in die Runde, schnappte mir meine Jacke und ging.

Solche Szenen haben sich in meine Seele eingebrannt. Schmerzlich und vermutlich unauslöschlich.

Mann mit Brief und Siegel

Damit mein neuer Name auch amtlich wurde, brauchte ich nicht nur einen neuen Pass, sondern auch – im schönsten

Behördendeutsch – eine Personenstandsänderung. Dahinter verbirgt sich ein gewaltiger Akt. Du wechselst das Geschlecht, und zwar mit Brief und Siegel. Obwohl es ja schon so lange mein sehnlichster Wunsch war, fühlte es sich doch irgendwie merkwürdig an, als die ursprüngliche Geburtsurkunde gelöscht, Pass und Zeugnisse umgeschrieben wurden. Als hätte es Yvonne Melzer niemals gegeben. Eine solche Personenstandsänderung muss natürlich wieder offiziell beantragt werden, weshalb ich mich beim Amtsgericht Dortmund einzufinden hatte. Dort wurden die beiden psychologischen Gutachten noch einmal auf Herz und Nieren geprüft, bevor sich die Amtsmaschinerie in Gang setzte. Immerhin geht es dabei um eine neue Identität. Und da sich das auf alles auswirkt, was der Mensch an Abschlüssen, Urkunden, Zeugnissen und sonstigen Papieren hat – ein riesiger Aufwand, wie ihr euch denken könnt –, wird eine Personenstandsänderung erst zugelassen, wenn der/die Betroffene in seinem/ihrem Anpassungsprozess schon sehr weit fortgeschritten ist. Über zweitausend Euro kostet die gesamte Aktion – und die muss man selber bezahlen. Da ich zu dem Zeitpunkt nicht viel verdiente, konnte ich beim Gericht Prozesskostenhilfe beantragen. Nach Prozessende darf dann seitens des Gerichts dreimal geprüft werden, ob sich die Einkommenssituation des Antragstellers verändert hat. Ist das wie bei mir der Fall, wird man aufgefordert, den Vorschuss zurückzuzahlen.

Auch eine Richterin musste mich in Augenschein nehmen, um sich einen persönlichen Eindruck von mir zu verschaffen. Das war glücklicherweise eine Sache von nur wenigen Minuten, weil ich aussah, wie ich schon seit Jahren ausgesehen hatte: ziemlich männlich. Das konnte ich anhand von Kinder- und Jugendfotos belegen.

Keine Frage, ich hatte relativ gute Startbedingungen für mein zweites Leben. Trotzdem dauerte das Personenstandsänderungsprozedere – was für ein Wort – ganze elf Monate und damit länger als eine Schwangerschaft.

Das ist auch alles andere als eine entspannte Wartezeit, denn die Transformation schreitet ja unaufhaltsam voran, was zu Missverständnissen und anderen unangenehmen Situationen führt. Ich bin bereits im Stimmbruch, erste Bartstoppeln lassen sich blicken, mein Körper verändert sich – aber im Pass steht immer noch Yvonne. Dummerweise muss ich in der Zeit andauernd meinen Ausweis zücken, gehöre schließlich zur Zielgruppe. Jung und Sportwagen. Das macht verdächtig. Und so rauscht Yvonne mit Bartstoppeln und einer Vorliebe fürs Schnellfahren prompt in eine Verkehrskontrolle. Ein Motorradpolizist um die fünfzig zückt die Kelle und winkt mich heraus.

Die Stimmung ist kühl und reserviert.

»Ihren Führerschein und Fahrzeugschein bitte …«

Ich lächele ihn freundlich an, als ich die gewünschten Papiere überreiche.

»Wer ist das denn hier bitte?«, kläfft er durch mein Wagenfenster.

»Ja, ich, zumindest so jetzt noch … noch bin ich das …«

Ich versuche, freundlich und ruhig zu bleiben, während mein Herz immer schneller klopft.

»Wie *noch?* Wie soll ich denn das verstehen?«

Seine Stimme wird aggressiver.

»Auf dem Weg von Frau zu Mann«, erkläre ich hilflos.

»Ja, wie jetzt, versteh ich nicht … Das sind doch nicht *Sie!*«

Und so ging es minutenlang weiter. Auch nachdem ich ihm meine Geschichte erzählt habe, lässt er nicht von mir ab. Ganz im Gegenteil. Er macht mir unmissverständlich klar, was er von »unsereins« hält. Natürlich ist er klug genug, keine offenen Beleidigungen von sich zu geben, aber seine Einstellung ist auch so deutlich spürbar. Ich kam mir bloßgestellt und missbraucht vor.

In so einer Situation souverän zu bleiben, fällt mir ungemein schwer. Wenn mich jemand blöd anmacht, werde ich pampig. Melzer, ermahnte ich mich innerlich, halt dich jetzt bloß zurück. Mit dem hier ist nicht gut Kirschen essen. Reiß dich zusammen.

Nur zwei Wochen später wieder eine Verkehrskontrolle. Der Verkehrsgott hat es offenbar auf mich abgesehen, seufze ich, als ich den Fensterheber drücke. Diesmal habe ich es allerdings mit einer jungen Polizistin zu tun. Auch sie stutzt beim Abgleich von Name und Foto.

»Jetzt müssen Sie mir aber mal helfen ... Hier steht Yvonne Melzer, aber Sie sehen aus wie ein junger Mann«, sagt sie freundlich.

Mit möglichst wenigen Worten erzähle ich ihr die Story.

»Ach so, das ist ja interessant. Jetzt verstehe ich das ... Okay.«

Locker, nett, verständnisvoll. Geht auch. Ihr genügte die kurze Erklärung, und sie bohrte nicht weiter nach.

Eines Tages hatte aber auch diese Ausweiswarterei ein Ende. Im Briefkasten lag die Benachrichtigung, dass mein Ausweis bereit liege. Ein Gänsehautmoment: Abholung im Rathaus – Nummer ziehen, nervöses Minutenzählen, endlich blinkt meine Nummer auf. Ein freundlich neutraler Beamter, der nicht ahnt, wie es gerade in mir aussieht. Aber ein Paradiesvogel bin ich in seinen Augen bestimmt, denke ich, und muss unwillkürlich grinsen.

Als ich das scheckkartenkleine Ding in den Händen halte, kommt es mir ulkig vor, was alles daran hängt. Nicht weniger als mein Ich. Meine nun amtliche Identität. Ein junger Mann schaut mich mit ernstem Gesicht an. Daneben steht in schwarzen Lettern:

Name
MELZER
Vorname
BENJAMIN RYAN

Jetzt bin ich von Amts wegen ein Mann. Eine tiefe Erleichterung macht sich in mir breit.

Einige Dokumente habe ich bis heute nicht umschreiben lassen. Meine Schulzeugnisse zum Beispiel. Das hätte sich nur gelohnt, wenn ich mich noch mal beworben hätte. Aber das war nie der Fall, weil ich erst im elterlichen Betrieb gearbeitet habe und heute selbstständig bin. Ab einem gewissen Alter muss man ja auch nicht mehr Schulabschlusszeugnisse in der Bewerbungsmappe haben. Ich stelle es mir als sehr bloßstellend vor, wenn ich an das Thema Lebenslauf denke. Warum muss jeder Vorgesetzte gleich die ganze Geschichte von Bewerbern kennen? Ich weiß, dass andere Betroffene damit richtig Stress haben.

Auch alte Kaufverträge lauten noch auf »Yvonne Melzer«. Tatsächlich habe ich eine Eigentumswohnung als Yvonne gekauft und als Ben wieder verkauft. In den Unterlagen stand noch mein Frauenname. Theoretisch hätte ich bestimmt alle Unterlagen notariell umschreiben lassen müssen. Da aber kein Hahn danach krähte, auch der Notar nicht, konnte ich das problemlos über die Bühne bringen. Hatte mich vorher aber auch gar nicht damit beschäftigt und hätte bestimmt dicke Backen gemacht, wenn der Käufer, der Notar oder die Banken etwas beanstandet hätten.

Kleine Anekdote am Rande: Yvonne Melzer hatte ein paar Punkte in Flensburg. Benjamin Melzer hingegen hatte mit einem Schlag null! Das hat mein Anwalt herausgefunden, der den Punktestand aus einem anderen Grund abgefragt hatte. Tja, da haben sie wohl vergessen, die Punkte zu übertragen. Seitdem ist ja viel Zeit vergangen, die wären jetzt also eh verfallen, zumal das Punktesystem inzwischen erneuert wurde. Aber das war damals cool: einfach wieder bei null anzufangen.

Steps 5, 6 … 17: Der OP-Marathon

Wer, um Himmels willen, soll mich operieren? Wer gibt mir einen Penis? Wer macht körperlich einen Mann aus mir? Viele Fragen, große Entscheidungen – und ich hatte jede Menge zu recherchieren, um die richtigen Antworten zu finden. Wieder war es mein Psychologe, der »Professor«, der mich mit den geeigneten Adressen versorgte. Geschlechtsangleichende Operationen sind wahrlich kein Standard, sondern eine absolute Spezialdisziplin, die nur von wenigen Kliniken in Deutschland angeboten wird. Sie sind ebenso kompliziert wie langwierig. Geht etwas schief, kann das verheerende Folgen für mein Leben haben. Die größte Angst meines Vaters: dass ich mein funktionierendes Sexualleben verlieren könnte. Jede OP, und sei sie noch so klein, birgt Risiken, und wie jeder andere Mensch reiße auch ich mich nicht darum, unter Vollnarkose auf dem OP-Tisch zu liegen. Da ist auch Angst. Und zwar nicht nur ein bisschen. Denn Transoperationen sind besonders brutal. Trotzdem habe ich keine andere Wahl. Wenn das andere Geschlecht in dir ist, gibt es keine Alternativen, um diesen Konstruktionsfehler der Natur zu reparieren. Aber ja, ich kenne auch Transgender, die mitten im Prozess innegehalten haben. Die sich zwar Brüste, Eierstöcke und Gebärmutter haben entfernen lassen, aber vor dem Penisaufbau aufgehört haben. Fast immer ist Angst der entscheidende Grund. Ich versuche, es zu verstehen, aber *ich* muss den Weg bis zu Ende gehen – sollte es je ein Ende geben …

Von diesem Teil meines Plans G zu erzählen, finde ich ausgesprochen wichtig. Da wird zwar nur ein klitzekleines

Teilchen, ein Chromosomenstück, fehlgeleitet, doch die Umbaumaßnahmen sind gravierend und verändern viel, viel mehr als den Körper. Transidentität lautet der andere Begriff neben Transgender. Er ist umfassender, denn es geht ja nicht nur um das Geschlecht, sondern um die gesamte Persönlichkeit. Ich machte mich nun auf die Suche, die passenden »Baumeister« für meine Identität zu finden.

Ob ich mich unterdessen mit anderen Transgendern ausgetauscht habe? Kaum. Natürlich hatte ich unendlich viele Fragen, merkte aber recht schnell, dass ich meinen eigenen Weg finden und gehen muss. Es ist ein bisschen wie vor einer Klassenarbeit. Du denkst, dass du alles gelernt hast, und wenn deine Mitschüler kommen, geht die Fragerei los: »Hast du das und das gelernt?« Plötzlich bist du völlig verwirrt – und während der Arbeit entgleitet dir der Faden. Viele Fragen heißt viele Antworten, heißt viele Meinungen. Und welche ist die richtige? Ich mache lieber meine eigenen Erfahrungen, will mich nicht verrückt machen lassen und vertraue letztlich meinem Bauchgefühl. Schließlich ist jeder Körper anders.

Einer der wenigen Transgender, mit denen ich gesprochen habe, ist Balian Buschbaum. Die Transcommunity ist nicht ganz einfach. Es gibt »Regeln« und Zickereien, die ich ziemlich überflüssig finde. Immerhin haben wir ja schon einen Arsch voll Schwierigkeiten. Da muss man sich das Leben nicht noch künstlich schwerer machen. Balian und mich hingegen verbindet mittlerweile eine freundschaftliche Zuneigung.

Nach intensiver Recherche kamen im Grunde nur zwei Kliniken infrage: Potsdam oder München. Auch Balian hatte seine

OPs in Potsdam, daher vereinbarte ich zuerst dort einen Aufklärungstermin. Übrigens in Begleitung meiner Eltern, denn vier Augen, vier Ohren und zwei Antennen mehr können nie schaden …

Aufgrund der geringen Anzahl an Fachkliniken sind die Plätze rar und die Wartelisten lang. So kann es bis zu zwei Jahre dauern, bis man an der Reihe ist. Wer dann endlich einen Platz bekommt, für den wird ein »Operationsfahrplan« erstellt, denn mit einer Operation ist es ja leider nicht getan. Zwar ist oft die Rede von einer großen geschlechtsangleichenden OP, tatsächlich handelt es sich aber um mehrere Eingriffe. Hier ein Überblick über die Hauptgruppen bei der operativen Geschlechtsangleichung Frau-Mann:

Mastektomie – Entfernung der Brüste
Hysterektomie/Ovarektomie – Entfernung der Gebärmutter und Eierstöcke
Kolpektomie – Entfernung/Verschließung der Scheide
Penoidaufbau – Vorbereitung im Unterleib, aber auch Vorbereitung der Hauttransplantation für den Penis
Phallusplastik – Penisaufbau, Penisprothese
Skrotumplastik/Glansplastik – Hoden- und Eichelformung

Die Herangehensweisen in den Kliniken unterscheiden sich höchstens in der Art, wie bestimmte Operationsfelder zusammengefasst werden, um eventuell einen Eingriff zu sparen.

Ihr könnt euch wahrscheinlich denken, wie aufgeregt ich war. Ich kam mir ein bisschen vor wie ein Stier, der in der Arena auf den großen Kampf wartete. Eine irrsinnige Anspannung, Furcht – und gleichzeitig musste ich immens viel Geduld aufbringen. Nicht gerade meine größte Stärke, wie ihr ja wisst. Zwischen den einzelnen Operationen auf der langen OP-Liste würden immer etliche Monate der Heilung und Erholung liegen. Vorausgesetzt dass alles reibungslos verlief! Natürlich machte ich mir vor Angst fast in die Bux. Keine Frage. Um sie halbwegs im Zaum zu halten, hatte ich mir recht bald eine Taktik zurechtgelegt. Ich würde die bevorstehende Anpassung mit all ihren Meilensteinen als Expedition sehen. Meine persönliche Besteigung des Mount Everest. Aber ohne mich auf das eine große Ziel, den Gipfel, zu konzentrieren. Vielmehr würde ich mich von »Basecamp« zu »Basecamp« kämpfen. Innehalten, um Kraft zu schöpfen. Und dann auf zur nächsten Etappe ... Diese innere Haltung hat mir dabei geholfen, mich auch in wirklich schweren Phasen über Wasser zu halten.

Die Autofahrt von Recklinghausen zur Klinik in Potsdam dauerte sechs lange Stunden. Als wir endlich auf den Parkplatz einbogen, war ich schon fix und fertig mit den Nerven. Was würde mich jetzt erwarten? Immerhin sollte meine Expedition hier gründlich vorbereitet werden. Stattdessen hockten meine Eltern und ich erst einmal elend lange allein in einem nichtssagenden Büro. Hier sollte sich also mein Schicksal entscheiden? Wir Melzers sind sonst eine sehr gesprächige Truppe, aber in diesem Zimmer schwiegen selbst wir mal eine Weile. Jeder hing seinen Gedanken nach. Vor Aufregung war ich so kurzatmig, dass ich befürchtete, kein Wort herauszubekommen, wenn es losging – als endlich ein Arzt, noch in OP-Kleidung, hereingerauscht kam. Nach einer erstaunlich knappen Begrüßung spulte er eine Litanei an Infos herunter, hantierte währenddessen an seinem Laptop, von Zuwendung und persönlichem Interesse keine Spur. Und noch ehe wir richtig angekommen waren, standen wir nach gerade mal zwanzig Minuten auch schon wieder vor der Tür.

Was bitte schön war das denn jetzt? Ungläubig schauten meine Eltern und ich uns an.

»Das kann doch nicht wahr sein!«, zischte mein Vater.

Ich hatte erwartet, dass dieses für mich lebenswichtige Thema, das schließlich mit einem großen Operationsvorhaben einherging, gründlich und umfassend besprochen würde. Dass mir mitgeteilt würde, was genau zu tun ist, welche Optionen es gibt, aber auch welche Gefahren. Doch was wir hier gerade erlebt hatten, war ein schlechter Scherz. Eine Drive-in-Behandlung, die nur einen Vorteil hatte: Wir drei waren uns einig, dass diese Klinik auf keinen Fall der richtige Ort für mich war. Ich gehe mal davon aus, dass die Potsdamer Ärzteschaft ihr Handwerk versteht. Ich kenne auch etliche Transgender, die dort gute Erfahrungen gemacht haben. Vielleicht hatte da jemand einen schlechten Tag? Bei mir hat diese Aktion jedenfalls gar kein gutes Gefühl hinterlassen und war nicht geeignet, mein Vertrauen zu gewinnen. Als Mensch fühlte ich mich überhaupt nicht wahrgenommen.

Der zweite Versuch – diesmal in einer Münchener Klinik – fühlte sich sofort anders an. Bei dem Gespräch waren sowohl der Chef- als auch ein Oberarzt dabei. Sie klärten mich in aller Ruhe darüber auf, welche Schritte nötig seien und in welcher Reihenfolge was geschehen könne. Auf jede meiner Fragen und auf alle Bedenken sind sie detailliert eingegangen. Das war ein ganz anderer Schnack und vermittelte mir die Sicherheit, am richtigen Ort zu sein. Entsprechend lang war leider auch die Warteliste. Aber das nahm ich gerne in Kauf und ließ mich gleich daraufsetzen. Außerdem hatte ich in der Zwischenzeit genug zu tun – immerhin stand mir meine erste und emotional wichtigste Operation bereits bevor: die Entfernung der Brüste. Das war der einzige Eingriff, den ich in Recklinghausen machen lassen wollte. Dafür ist es nicht nötig, sich in eine Transgender-Spezialklinik zu begeben. Alle anderen Eingriffe hingegen sollten möglichst in einer Hand bleiben.

Die Brüste kommen ab!

Das Entfernen der Brüste war für mich viel einschneidender als die Penis-OP. Endlich von diesen beiden sichtbaren Zeichen des weiblichen Geschlechts befreit zu werden, hatte für mich eine große symbolische Bedeutung. Schluss mit dem ewigen Versteckspiel. Auch mal enge T-Shirts tragen ... Mochte mein Busen noch so schön sein, für mich war er nichts weiter als ein Makel, den los zu sein ich gar nicht abwarten konnte. Ein Typ mit Bart und Brüsten? *Spooky.* Was ich zwischen den Beinen habe, sieht dagegen niemand. Viele Transkollegen tragen zwar gerne schlabbrige Baggy-Hosen, aber selbst bei den meisten normalen Männern in engen Hosen muss man schon ganz genau hinschauen, um eine Wölbung zu entdecken.

Der Termin war für den 4. Juli angesetzt. Und somit wenige Wochen vor der zweiten Hochzeit meines Vaters. Dort würde ich befreit von meinem Busenballast auflaufen. Mein Ziel hatte ich damit klar vor Augen.

Bei der Brustentfernung gibt es zwei Möglichkeiten, zu operieren: Entweder werden kleine Schnitte an den Brustwarzen angesetzt, um durch die so entstehenden Öffnungen das Drüsengewebe zu entfernen. Der Vorteil besteht darin, dass weniger sichtbare Narben zurückbleiben. Allerdings ist es nicht so einfach hinzubekommen, dass nachher auch alles an der passenden Stelle sitzt. Oder es wird mit großen Schnitten gearbeitet, sodass sich auch die Brustwarzen gleich ein bisschen höhersetzen lassen. Der Nachteil sind die großen Narben, die zurückbleiben. Aber welcher normale Mann hat schon riesige Narben an den Brüsten? Insofern wären die Narben wieder sichtbare Zeichen, dass mit mir etwas nicht stimmte. Wieder Objekt der Neugier am Strand, im Freibad, in der Sauna. Wieder würde ich Erklärungen abgeben müssen. Und was passiert mit den großen Schnitten, wenn man seine Brustmuskeln trainiert? Reißen die dann?

In einer Düsseldorfer Klinik, die Erfahrungen mit Transleuten hat, hieß es, man könne mir vor der OP nicht sagen, ob sie große oder kleine Schnitte würden machen müssen.

»Das schauen wir dann während der OP.« Na, schönen Dank auch. Da hatte ich mal wieder kein gutes Gefühl. Mein Vater kennt aber zum Glück einen plastischen Chirurgen, der eine Koryphäe auf seinem Gebiet ist. Er hatte bis dahin zwar noch keinen Transgender operiert, aber viel Erfahrung mit Brust-Operationen, sowohl mit Verkleinern als auch mit Entfernen. Ich ließ mir einen Gesprächstermin bei ihm geben. Er garantierte mir kleine Schnitte um die Brustwarze herum, und auf Fotos konnte ich entsprechende Ergebnisse sehen. Ich fasste Vertrauen und den Entschluss, mich von ihm als ersten Transmann operieren zu lassen. Beim nächsten Termin wurden dann Fotos von meiner Brust gemacht, und wir besprachen das weitere Vorgehen. Warum aber musste ich während der Fotosession meine Unterhose herunterziehen? Das fühlte sich richtig scheiße an. Doch ich war zu aufgeregt und wahrscheinlich auch zu jung, um nach dem Grund zu fragen.

So etwas würde ich heute nicht mehr mit mir machen lassen. Das blieb allerdings der einzige fragwürdige Moment. Ansonsten hat sich dieser Arzt gut um mich gekümmert und war immer zugewandt.

4. Juli: Heute kommen die Dinger ab! Meine allererste Operation unter Vollnarkose – und dann gleich diese ... Ich bin voller Vorfreude, ängstlich und nervös. Das totale Gefühlschaos. Aber dann siegt doch die Freude darüber, dass mein Leben mit Busen fast vorbei ist. Ich kann das neue Lebensgefühl schon spüren. Laut OP-Plan soll ich der erste Patient an diesem Tag sein – mir bleibt also nur wenig Zeit für hysterisches Kopfkino, als ich morgens in der Aufnahme erscheine. Ich sehe auch andere Patientinnen, aber keinen einzigen Mann, zumindest nicht offensichtlich. Dafür blicke ich in lauter angespannte Gesichter. Wir nicken uns wortlos zu. Niemand weiß von der anderen, was jeweils gemacht wird. Aber die Mehrzahl wird hier sein, um schönere Brüste zu bekommen, egal ob sie momentan noch zu groß oder zu klein sind. Ich bin bestimmt die Einzige, die sie komplett wegschneiden lässt. Was sie wohl dazu sagen würden?, frage ich mich. Dabei ist es ja nur der Anfang. Auf einmal wird mir die Bedeutung dieses Moments so richtig bewusst.

Eine Nacht soll ich hier verbringen, weshalb ich auch nur eine kleine Tasche mit den nötigsten Sachen dabeihabe. So also sieht das erste Krankenzimmer meines kommenden OP-Marathons aus, denke ich, als ich in den spartanisch eingerichteten Raum geführt werde. Es werden noch unzählige folgen. Aber alle Krankenzimmer sind, egal wie »nobel« eine Klinik auch ist, immer funktional eingerichtet: Bett,

Nachttisch, Minikleiderschrank, kleines Fach für die Wertsachen und natürlich der obligatorische Notfallknopf, um die Krankenschwester zu rufen. Auf meinem ersten Krankenbett liegen schon ein OP-Hemdchen und eine Einmal-Netz-Bux als Unterhosenersatz. Das sieht so Panne aus, dass ich trotz der Anspannung lachen muss. Auch mein Beruhigungsdrink, ein Becherchen mit einer klaren Flüssigkeit drin, steht auf dem Nachttisch bereit.

»Das nehmen Sie dann, wenn Sie sich umgezogen haben«, trägt die Schwester mir auf. »In 15 Minuten holen wir Sie ab.«

Ich ziehe mich aus, verstaue meine Sachen im Schrank und wende mich dem unsexy Leibchen zu. Vorne reinschlüpfen, hinten bleibt es offen. Jeder könnte meinen Hintern sehen. Ist jetzt auch egal. Ich muss es nicht mal mit den Bändern verschließen, denn sie werden es mir vor dem Eingriff eh wieder ausziehen. Sie müssen ja an die Brüste ran.

Wenig später werde ich im Bett liegend von einer Schwester gen OP-Saal gerollt. Dort herrscht eine ruhige Wuseligkeit. Ich sehe nur noch Menschen im grünen Outfit, mit Haube und Mundschutz. Viele freundliche, beschäftigte Augen. Zu viert hieven sie mich gekonnt auf den Stahltisch. Nein, er ist nicht eiskalt, wie ich erstaunt registriere. Ich liege auf einer warmen Unterlage. Dennoch zittere ich wie Espenlaub.

»Das macht die Aufregung«, erklärt eine OP-Schwester.

Wie ans Kreuz genagelt, denke ich noch halb benommen, denn meine Arme sind auf speziellen Stützen ausgebreitet, festgeschnallt und mit Infusionszugängen bestückt. Noch ein paar freundliche Worte der Anästhesistin zur Beruhigung – und schwups bin ich auch schon weggesegelt …

Nach etwa drei Stunden komme ich im Aufwachraum wieder zu mir. Obwohl ich noch benommen bin, wandert meine Hand sofort Richtung Brust. Ganz vorsichtig streiche ich über meinen Oberkörper. Sie sind weg! Alles flach unter dem Verband. Ein Gefühl seliger Erleichterung durchströmt mich.

Das hält aber gar nicht lange an. Denn kaum ist mein Narkose-Taumel etwas verflogen, kommt der kritische Melzer-Kopf wieder ins Rotieren. Hm, irgendwie nicht gut, dass die Nippel jetzt so straff runtergedrückt werden. Die müssen doch hoch! Und mit diesen Befürchtungen lag ich gar nicht so falsch.

Als der Verband das erste Mal abgemacht wird, bin ich enttäuscht. Oh nein! Das ist ja voll in die Hose gegangen. Da kann ich mir noch so oft sagen: Du musst Geduld haben, warte erst mal ab. Nee, so habe ich mir das nicht vorgestellt. Das sieht total daneben aus. Die Brustwarzen sitzen zu tief. So eine Brust-OP hat etwas von einer Wundertüte. Du weißt erst nach dem Eingriff, was richtig und was blöd gelaufen ist. Wird das Drüsengewebe der Brüste entfernt, dann ist da ja nichts mehr als zwei leere Hüllen. Heißt, die Brustwarzen hängen erst mal auf halb acht. Der Arzt versucht, mich zu beruhigen:

»Herr Melzer, noch ist alles geschwollen. Das muss sich jetzt auch zurückbilden. Erst in einem halben Jahr sieht man das finale Ergebnis.«

Die Wundflüssigkeit müsse abfließen, und nichts dürfe verruckeln. Deshalb solle ich noch acht Wochen lang einen Kompressionsgurt tragen, so der ärztliche Rat. Also verdränge ich meine Skepsis und konzentriere mich auf die Freude über meine flache Brust. Obenrum alles weg. Das ist einfach geil!

Am Nachmittag besucht mich meine Ex Paula, immerhin eine ausgebildete Krankenschwester. Demnach hätte das, was nun geschieht, eigentlich nicht passieren dürfen. Der Griff, der normalerweise über dem Bett zum Hochziehen hängt, wurde extra entfernt, damit ich bloß nicht die Brustmuskulatur anspanne, sondern schön ruhig und flach liegen bleibe. Die Anweisung der Schwestern habe ich jedoch vor lauter Aufregung total aus den Augen verloren.

Deswegen denke ich mir auch nichts dabei, als Paula mir ihr Kunstwerk präsentiert: eine Schlaufe aus dem Bademantelgürtel, befestigt an dem Galgen überm Bett.

»Schau mal, jetzt kannste dich hier fein hochziehen!«

Das hätte ich lieber bleiben lassen sollen. Schon beim ersten Aufrichten spüre ich den stechenden Schmerz. Scheiße, da ist was kaputtgegangen!, schießt es mir durch den Kopf. Und zwar richtig. In der linken Brust ist ein Gefäß geplatzt. Sofort merke ich, wie es unter dem Verband warm wird, und binnen Sekunden färbt er sich rot. Paula ist ganz bleich vor Schreck.

»Oh, das wollte ich nicht!«

Ich klingele nach den Schwestern – und kurz darauf lande ich zum zweiten Mal an diesem Tag unterm Messer. Notoperation!

Zur »Strafe« für meinen leichtsinnigen Turneinsatz muss ich zwei Tage länger im Krankenhaus bleiben, mit Drainageschläuchen in der Brust, damit die Wundflüssigkeit abfließt. Als die Schläuche entfernt werden sollen, denke ich mir nichts weiter dabei – doch der Schmerz beim Herausziehen ist höllisch. Es fühlt sich an, als würde einer meinen Nippel nach innen reißen.

Anschließend musste ich wochenlang diesen doofen Gurt tragen. Mitten im heißesten Hochsommer. Dummerweise hatte der Arzt nur so einen Nierengurt für Motorradfahrer im Angebot. Noch dazu aus Kunststoff. Darunter der Verband und dann meine wunde Haut. Es juckte saumäßig. Von der Hitze ganz zu schweigen.

Da die Hochzeitsfeier meines Vaters näher rückte, bekniete ich den Arzt, den Gurt zu diesem Anlass abnehmen zu dürfen. Ich wollte schließlich gut aussehen in meinem Anzug. Glücklicherweise bekam ich sein Go. Stolz und aufrecht gehend wie seit Jahren nicht, marschierte ich bei dem Event auf. Schon jetzt fühlte ich mich total schön. Diesen ersten busenlosen Auftritt genoss ich in vollen Zügen. Gelöst und aufgedreht wie ich war, ließ ich mich auf eine alberne Rangelei mit einem Kumpel ein, der wie ich Wing-Tsun-Kampfsportler war. Dabei verschätzte er sich und boxte mir aus Versehen gegen die Brust. Es tat so verflucht weh, dass ich fast ohnmächtig geworden wäre. Scheiße, hoffentlich ist nicht wieder was kaputtgegangen, betete ich, während ich nach Luft japste ... Doch Gott sei Dank war diesmal nichts passiert.

Nach acht Wochen hatte die Gurtzeit endlich ein Ende. Was erwartete mich darunter? Denn jedes Mal beim Wechseln des Verbands hoffte ich natürlich auf ein anderes Brustbild. Aber eine wirkliche Veränderung konnte ich in der Zeit nicht feststellen. Ich sag's euch: ein riesiger Mist. Meine Brust sah richtig kacke aus. Die Warzen viel zu niedrig und zu groß, das Ganze ohne jede Form. Zu viel Fettgewebe, keine Brustmuskulatur. Ich war total unglücklich.

»Herr Melzer, Sie müssen mehr Geduld haben. Das wird noch dauern, bis alles am richtigen Platz ist«, vertröstete mich der Arzt erneut. Ich konnte es schon nicht mehr hören und glauben erst recht nicht. Mit einer Korrektur wolle er mindestens ein Jahr warten. Wahrscheinlich tut er sich nur schwer damit, zuzugeben, dass ich recht habe und es bedauerlicherweise suboptimal gelaufen ist, dachte ich. Innerlich fluchend musste ich mich aber auf seinen »Deal« einlassen.

Nach zwölf Monaten landete ich dann das dritte Mal auf dem OP-Tisch für meinen Oberkörper, denn inzwischen war da nichts mehr zum Rückbilden. Und es sah immer noch scheiße aus. Daher wurde nun weiteres Fettgewebe entfernt und eine Verkleinerung der Brustwarzen vorgenommen.

Von meinen Insta-Followern und Trainingskollegen werde ich häufig gefragt: »Hey, wo hast du dich denn operieren lassen? Das sieht ja Hammer aus!« Liebe Leute, lasst euch sagen: keine Chance. So kommt man nicht aus dem OP. Da steckt richtig viel Arbeit drin, um den Scheiß gut hinzukriegen.

Nachdem die Wunden verheilt waren, habe ich mich schon bald ans Training gemacht. Das war wegen all der folgenden Operationen nicht durchgehend möglich, aber ich habe mein Pensum immer der aktuellen Situation angepasst. Immerhin musste ich meinen Körper ja erst einmal neu denken und verstehen. Auch in sportlich-muskulärer Hinsicht. Auf keinen Fall wollte ich ein Risiko eingehen und zu heftig an die Sache rangehen. Daher habe ich nur mit meinem eigenen Körpergewicht trainiert und zunächst auf Eisen verzichtet. Ich wiege 72 Kilo. Da kommt schon etwas an Gewicht zusammen, was für den Anfang vollkommen ausreichend ist.

Mein Ziel war es, die nach wie vor hängenden Brustwarzen nach oben zu bekommen und die Brustpartie zu definieren. Einen entsprechenden Trainingsplan zu entwickeln fiel mir wegen meiner langjährigen Trainingserfahrung nicht schwer.

Für alle, die nicht im Bereich Kraftsport unterwegs sind: Dips sind spezielle Übungen, die mit den Armen ausgeführt werden und die verschiedenen Muskelgruppen, darunter auch den großen Brustmuskel, bearbeiten. Man kann sie in vielen verschiedenen Varianten und mithilfe von Hockern und Geräten machen, aber ich liebe sie besonders in Kombination an den Ringen.

Rücken und Schultern müssen dabei ebenfalls bespielt werden. Denn wenn die Schultern aufgebaut werden, zieht es die Brustpartie automatisch nach oben. Ein muskulärer Rücken macht die Haltung insgesamt gerader. Das war besonders wichtig für mich, schließlich hatte ich mir ja so eine leicht gebeugte Omma-Haltung angewöhnt, um meinen Busen zu verstecken.

Mein Training in Sachen schöner Oberkörper sah daher eine ganze Weile so aus: sechs Sätze à vier bis sechs Ringdips, strikt, also ohne Schwung. Nach jedem Satz zwei Minuten Pause. Das in Kombination mit Liegestütz in allen Varianten plus freies Rudern an den Ringen für den Rücken. Und das Ganze zwei- bis dreimal die Woche. Der Körper braucht auch Pausen! Meine Ernährung habe ich ebenfalls umgestellt, denn wenn man trainiert und trotzdem weiter scheiße isst, dann wird das nichts.

Heute fühle ich mich richtig wohl mit meinem Oberkörper. Aber bis dahin ist viel, viel Schweiß geflossen.

The price you pay – In elf Operationen zum Mann

Jetzt ging es plötzlich Schlag auf Schlag. Kaum war meine Brust etwas abgeheilt und der schicke Anzug wieder auf dem Bügel, stand bereits die erste große OP in München an. Bei diesem Eingriff, für den über sechs Stunden angesetzt worden waren, sollten meine Gebärmutter und die Eierstöcke entfernt werden. Dass damit die Fähigkeit, selber ein Kind zu gebären, verloren geht, ist an sich eine Wahnsinnssache.

Wie viele Menschen wünschen sich Kinder und können keine bekommen, weil sie unfruchtbar sind? Und wir Transgender verlieren diese Fähigkeit im Zuge der kompletten Transformation. Das ist schon bitter, aber es führt kein Weg dran vorbei. Es sei denn, du hast dich erst in fortgeschrittenem Alter dazu entschieden und bist vorher Vater oder Mutter geworden. Es gibt ein paar Beispiele von schwangeren Vätern. Das sind dann Betroffene, die zwar wie Männer aussehen, aber noch Eierstöcke und Gebärmutter haben. Heute, mit über dreißig, ist mein Wunsch, Vater zu werden, viel stärker. Damals, mit 23, war daran überhaupt nicht zu denken. Im Gegenteil. Da ich mich ja als Mann fühle, gehörte die Vorstellung, erst ein Kind in meinem Bauch wachsen zu spüren, um es später mit meinen Brüsten zu nähren, ganz und gar nicht in meine emotionale Struktur. Insofern belastete mich dieser Aspekt der künftigen Unfruchtbarkeit in keiner Weise. *That's the price.* Ich sah jetzt nur das ersehnte nächste »Basecamp« vor mir auftauchen: den Abschied von den Zwischenblutungen und die nötigen Vorarbeiten für den Penisaufbau.

Einen Penis-Katalog gibt es nicht

Natürlich habe ich mich vorher ganz genau darüber informiert, wie so ein funktionierendes Glied gebaut wird.

Aber Achtung: Wer empfindlich ist, sollte den folgenden Abschnitt lieber überspringen. Das ist nichts für schwache Nerven.

Warum ich es trotzdem in dieser Offenheit beschreibe? Punkt 1: Ich bin nicht verklemmt. Punkt 2: Ich finde es wichtig für die Aufklärung. Ich kenne die Bedürfnisse in meiner Community. Es gibt dort viele offene Fragen, Unsicherheiten und Ängste. He, das ist so ein Riesending, dieser OP-Marathon. Also lasst uns mehr darüber sprechen. Ich mache hier jetzt jedenfalls mal den Anfang.

Der Bauprozess umfasst diverse aufeinander abgestimmte Schritte. Ein entscheidender Faktor neben Optik und Funktionalität ist die Empfindsamkeit. Was nützt dir der Schwanz, wenn du nichts mehr fühlst? Schließlich wollte ich auch als Mann Orgasmen erleben.

Ob ich mir meinen zukünftigen neuen Kollegen nach Länge und Durchmesser aussuchen konnte? Fehlanzeige. Ein Penis-Katalog existiert nicht! Mir wurden zwar Fotos vorgelegt. Aber die waren dazu da, um mir die verschiedenen Techniken und Möglichkeiten des Aufbaus und der Gestaltung der Eichel aufzuzeigen. Es gibt ja auch nicht das Einheitsmodell. Keiner sieht aus wie der andere. Das werden alle Männer bestätigen. Doch wie viel »Material« wird gebraucht, was ist überhaupt vorhanden und von welcher Körperstelle wird es entnommen? Viel Penis heißt im Umkehrschluss auch viel Durchblutung. Das Ding muss schließlich auch betrieben werden. Dazu kurz eine Geschichte: Ich habe mal einen Typen kennengelernt, der sich wirklich einen Riesenpimmel aus seinem Bein hat schneidern lassen. Da der Typ stark übergewichtig war, haben sich seine

Chirurgen entsprechend großzügig am vorhandenen »Material« bedient. Was – nebenbei gesagt – überhaupt nicht für den Laden spricht. Jedenfalls hatte der Typ nun ein dickes Ding, das aussah wie eine Fleischwurst. Mit viel Fett dran. Diese Masse konnte auch nicht filigran vernäht werden, sondern musste mit »Keilen« versehen werden. Die Folgen: Fisteln, Wundheilungs- und Durchblutungsstörungen. Muss ich mehr erzählen? *No.* Der Kerl hatte auch nur Probleme damit. Dass ihm das Ding nicht abgefallen ist, grenzt an ein Wunder.

Heißt: Je mehr Masse, umso komplizierter die Angelegenheit. Mal abgesehen davon, dass es auch proportional zum Körper passen sollte. Was nützt dir die Anakonda in der Hose, wenn du ein Zwerg bist? Und ganz ehrlich: Biologisch geborene Männer müssen doch auch mit dem klarkommen, was sie kriegen.

All diese Entscheidungen muss man vorher gemeinsam mit den Ärzten treffen. Und zwar gründlich. Die wenigen darauf spezialisierten Operateure versuchen jedoch, solide zu arbeiten, und neigen in der Regel nicht dazu, irreale Wünsche zu erfüllen.

Rein technisch gesehen ist das Erschaffen eines Penis eine überaus anspruchsvolle Operation – und gleichzeitig das i-Tüpfelchen beziehungsweise der große i-Punkt bei der Frau-zu-Mann-Werdung. Aus chirurgischer Sicht ist es übrigens einfacher, weibliche Genitalien zu bauen, weil mit vorhandenem Material gearbeitet werden kann. Dabei wird der »entkernte« Penis – grob ausgedrückt – nach innen gestülpt, um daraus eine Vagina zu formen. Damit möchte ich auf keinen Fall behaupten, dass es für Transfrauen leichter ist! Wir ehemaligen Frauen haben da nur weniger Material zum Verarbeiten. Bei uns muss etwas Neues gebildet werden, um einen Penis zu bekommen. Abgesehen davon ist das Operationsfeld an sich immer eine Herausforderung – für beide Geschlechter. Schließlich geht es nicht nur um den zukünftigen Sex und die Orgasmusfähigkeit, sondern um die ganz simplen, täglich nötigen Vorgänge wie Pinkeln und Stuhlgang. Einschränkungen beim Sex braucht niemand. Schmerzen und Infektionsgefahr bei jedem Wasserlassen – die Hölle. Darum ist die Wahl der Operateure so wichtig! Betroffenen kann ich nur raten, sich gut zu informieren. Doch auch bei den Besten können Dinge schiefgehen. Das ist mir auch passiert. Nicht weil die schlecht arbeiten, aber es handelt sich nun mal um extrem empfindliche Operationsbereiche, noch dazu in einem feuchten Milieu, in dem sich Bakterien sauwohl fühlen, was dem Heilungsprozess mitunter ziemlich im Weg stehen kann.

Penis, Part 1

In dieser ersten großen OP also, in der auch Eierstöcke und Gebärmutter dran glauben müssen, werden die Grundlagen für Penisaufbau und Orgasmusfähigkeit gelegt. Dazu gehört, dass aus den inneren Schamlippen ein Mikropenis, ein sogenannter Klitpen, gestaltet wird. Dank der regelmäßigen Testosterongaben im Vorfeld ist die Klitoris bereits enorm gewachsen. Als hätte sich ein kleiner, empfindsamer Pillermann gebildet. Diese Empfindsamkeit resultiert aus den vielen Nerven, die in der Klitoris zusammenlaufen – und die sind enorm wichtig, um später auch wieder Spaß beim Sex zu haben. Die Harnröhre wird verlängert, indem die beiden inneren Schamlippen miteinander verbunden werden und das Ganze dann von der Hahnröhrenöffnung bis zur Klitorisspitze gezogen wird. Der Klitpen ist dann zwei, drei Zentimeter lang. Bei dem ganzen Vorgang wird der Klitorisnerv nicht durchtrennt. In einer späteren OP werden dann aus dem Arm gewonnene Nerven mit dem Klitorisnerv und dem Leistennerv zusammengeführt. Die größte Empfindsamkeit spüre ich nicht unbedingt an der neuen Penisspitze, sondern eher am Ansatz.

Außerdem wird bei dieser OP noch die Scheide verschlossen. Was sich hier fies anhört, ist auch fies. Als ich nach dieser Tortur wieder erwachte, fühlte es sich an, als hätte mich ein Panzer überfahren. Brutale Schmerzen. Ohne starke Mittel geht gar nichts. Die ersten zwei Tage nach den OPs sind immer besonders schlimm. Neben den Schmerzen finde ich vor allem die dauernde Rückenlage furchtbar. Und jedes Aufstehen kostet Überwindung, weil in der Senkrechten alles stärker durchblutet, was zunächst wieder Schmerzen nach sich zieht. Alles da unten ist megaempfindlich. Bakterienwarnstufe rot! Alter Schwede. Aber liegen bleiben ist auch keine Option. Nach dem Narkosetaumel bin ich nachts oft hellwach, weil der Schlaf-wach-Rhythmus durcheinandergerät. Melzer – Geduld – Untätigkeit. Diese drei funktionieren überhaupt nicht miteinander. Zehn Tage lang läuft man mit einem Katheter und dem Infusionsständer rum. Doch sobald ich anfange, mich über das Klinikessen aufzuregen, weiß ich, dass ich das nächste »Basecamp« erreicht habe.

Klar, dass sich mein Body erst mal an das neue Organ gewöhnen muss. Aber es ist schon unglaublich, wozu unser Körper imstande ist. Die neu gelegten Nerven bahnen sich erstmals ihren Weg, verknüpfen sich, was wiederum vom

Gehirn mit Funktionalität und sexuellem Empfinden in Verbindung gebracht wird. Ein hochkomplexer Vorgang. Eine wahre Höchstleistung!

Als die Schmerzen langsam nachließen, wurde ich experimentierfreudig. Immerhin wächst da was, das nicht nur beim Sex benutzt wird. Stimmt es zum Beispiel, dass man/Mann (!) bereits mit dem Klitpen im Stehen pinkeln kann? Ich hab's natürlich ausprobiert. Aber alles Bullshit. Da pisst du dir höchstens auf die Schuhe. Denn sobald der Druck nachlässt, löppt's aus dem Hänger auf die Schuhe. Wie ein tropfender Gartenschlauch.

Meine Eltern waren zusammen mit meiner damaligen Freundin Karina, die ihr im Teil »Endlich Ben!« näher kennenlernen werdet, ebenfalls nach München gereist, um mir dort in den ersten Tagen nach der OP zur Seite zu stehen. Es war für uns alle ein ergreifendes Ereignis. Für Eltern muss es aber besonders beklemmend sein, das eigene Kind solchen Torturen ausgesetzt zu sehen.

Mein Vater ist der Konfrontation allerdings recht schnell aus dem Weg und lieber in Münchener Wirtshäuser gegangen. Einmal kam er sogar angeschickert in die Klinik, griff sich die Fernbedienung für das Bett meines Zimmergenossen und fuhr es hoch und runter.

»Spinnst du?«, schimpfte Karina. »Die sind hier alle frisch operiert!«

Au Mann, habe ich mich geschämt. Glücklicherweise war ich nur kurz in einem Zweibettzimmer. Ein Einzelzimmer machte meinen Vater zwar nicht rücksichtsvoller, aber wenigstens konnte er mich nicht mehr vor anderen blamieren.

Meine Mutter erinnert sich …

Nach Bens endgültigem Outing begann eine neue Zeitrechnung – und eine Zeit wie eine Achterbahnfahrt. Es tat gut, endlich etwas tun zu können, sich mit dem behördlichen Kram oder den Anträgen zu beschäftigen. Nur vor den Operationen habe ich mich natürlich gefürchtet. Ich war in einer Zwickmühle. Mein Mutterherz hat »Angst« geschrien, doch ich wollte keine Memme sein und Ben damit womöglich noch mehr belasten. Ich wollte ihm wenigstens mit aller Stärke zur Seite stehen. Abnehmen konnte ich ihm die Schmerzen und Ängste nicht, aber da sein, wenn er aufwacht. Trösten, wenn es zu arg wird. Mut machen, wenn es schwer ist. Daher war ich bei vielen Operationen, gerade bei den ersten großen, mit in München. Unsere Besetzung wechselte. Mal kam Bens Vater mit, mal Bens damalige Freundin. Oder wir waren sogar zu dritt mitgereist.

Zu Hause hätte ich es nicht ausgehalten. Ich wurde vor Ort gebraucht. Auch wenn ich mich immer wieder vor jenem Moment fürchtete: Mein Kind wird weggerollt, einmal noch über den Kopf oder den Arm streicheln, ein letzter Blick, die Türen schließen sich. Dann beginnt die elende Warterei. Das kennt wohl jeder, der Angehörige in den OP verabschiedet. Die Stunden im Wartebereich werde ich wohl nie mehr vergessen. Natürlich regten die Schwestern gerade bei den stundenlangen OPs an, mal das Haus zu verlassen. Aber egal wie ich mir die Zeit vertrieb, die Gedanken waren immer bei meinem Sohn. Ich weiß nicht, wie viele Tassen Kaffee ich in dieser Zeit getrunken habe …

Dann die immense Erleichterung, wenn der Eingriff gut verlaufen war und wir ihn besuchen konnten. Es war zwar immer hart zu sehen, wie ihn die Schmerzen quälten. Aber ihm war nichts passiert, und er hatte wieder einen großen Schritt geschafft. Das war, was zählte.

Während dieser Klinikaufenthalte haben wir etliche Menschen mit dem gleichen Thema kennengelernt. Das war sehr berührend und lehrreich, weil wir alle zum ersten Mal mit anderen Betroffenen zusammenkamen. Da gab es Verheiratete, Väter, Mütter, die in einem fertigen Leben steckten, mit Kindern, Haus und allem Drum und Dran. Für die ist es eine so riesige Umstellung. Das stelle ich mir extrem schwer vor. Wenn ich beispielsweise als Frau auf die Welt gekommen bin, Kinder habe und dann zum Mann werde. Puh, wie ist dann meine Rolle? Wir haben auch Betroffene kennengelernt, die diesen Prozess völlig allein durchstehen mussten. Bei denen sich Verwandte und Freunde abgewandt hatten. Das hat uns erschüttert, denn die Geschlechtsangleichung ist doch so schmerzhaft, langwierig und kompliziert. Wir haben es bei Ben miterlebt. Wenn ich mir vorstelle, dass er da allein durchgemusst hätte. Entsetzlich.

Panik auf dem OP-Tisch

Ticktack, ticktack – mit jeder Stunde rückte die nächste Operation näher. Ich war hin- und hergerissen: Klar willst du weiterkommen, gleichzeitig kackst du dir in die Bux. Mittlerweile war ich ja vorgewarnt, was mich in puncto Schmerzen und möglichen Komplikationen erwartete. In der Münchener Klinik hatte man in der Zwischenzeit Zusatztermine eingerichtet, um die Warteschlange schneller bewältigen zu können. Und ich hatte mutig getönt: »Leute, ich komme sofort. Falls jemand absagt, ich springe ein. Ruft mich an, und einen Tag später bin ich da!« Im Oktober, also nur zwei Monate nach der Klitpen-OP, klingelte mein Handy. Für einen Moment setzte mein Herz aus, als ich die 089-Vorwahl sah.

»Herr Melzer – wir haben den nächsten OP-Termin für Sie. Im Dezember.«

»Nehme ich!«, antwortete ich sofort. Schiss hin oder her. Das nächste »Basecamp« war zum Greifen nah.

Als ich meiner Mutter von dem Termin erzählte, freute sie sich riesig für mich. Diesmal würden es zwar drei Wochen Krankenhaus werden – über Weihnachten, Silvester und meinen Geburtstag –, aber da jeder weitere Eingriff etwas von Neugeburt an sich hatte, passte das mit dem Geburtstag gar nicht schlecht.

Pirschten sich in den folgenden Wochen Angst und Nervosität an, sprach ich mir immer wieder Mut zu: Das machst du jetzt ein Mal – und nächstes Jahr ist es bereits Vergangenheit! Doch dann, vor der OP – ich lag schon auf dem OP-Tisch – half kein Zureden mehr. Ich geriet in Panik. Womöglich schnippeln sie mir alle Empfindungen weg ... Womöglich kann ich nie wieder einen Orgasmus haben ... Womöglich wache ich gar nicht mehr auf ... Neun Stunden OP. Was da alles passieren kann ... Vielleicht kam mein Kopf hier gerade nicht mehr mit. Vielleicht war das Jahr zu heftig gewesen: Hormonspritzen, Therapie, Brüste weg, Gebärmutter weg. So viel erlebt, aber die Millionen Eindrücke noch nicht verstoffwechselt. Ich, der Starke, der Abenteurer auf Expedition, erlebe mich in diesem Augenblick ganz schwach. Auf diesem Stahltisch unter den grellen Strahlern nehme ich jede Einzelheit der Vorbereitungen für den Eingriff überdeutlich wahr. Wie in einem Albtraum: Der Korb mit den sterilen Instrumenten klirrt irre laut. Mein ausgebreiteter linker Arm ist mit einem Stift markiert. Wieder liege ich wie ans Kreuz genagelt da auf dem Rücken. Nackt.

»Sind Sie sicher, dass Sie das wollen?«, höre ich eine helle Stimme. Der übliche letzte Check, ob ich auch der richtige Melzer bin.

»Ja, ich bin sicher, aber passen Sie gut auf mich auf«, presse ich durch eine Welle der Todesangst heraus, während ich anfange zu zittern.

Die Anästhesistin streichelt sanft über meine Wange, schaut mir in die Augen und flüstert: »Wir passen gut auf dich auf, du brauchst keine Angst zu haben!«

Sofort spüre ich, wie die beklemmende Angst nachlässt. Die machen das schon, denke ich noch, als ich in den Narkoseschlaf hinübergleite …

So eine Panikattacke hatte ich danach glücklicherweise nie wieder. Und obwohl ich inzwischen zig Vollnarkosen hinter mir habe, kann ich mich auch nicht an irgendwelche spirituellen Erweckungserlebnisse erinnern. Da war weder ein Tunnel noch gleißendes Licht. Ich war einfach weg und irgendwann eben wieder da. Sollte also doch mal etwas richtig schiefgehen und mein Herz den Geist aufgeben, dann werde ich genauso einfach weg sein. Davon bin ich überzeugt. Es mag absurd klingen, aber mittlerweile finde ich so eine Narkose voll geil. Ich mag den Übergang. Wenn es anfängt, im ganzen Körper zu kribbeln. Sogar in den Eiern, dann in den Muskeln. Und schließlich nur noch fallen lassen.

Penis, Part 2 – Der Penis aus dem Unterarm

Mit meiner großen, von Tattoos umrahmten Narbe am linken Unterarm können nur Insider etwas anfangen. Mithilfe des dort entnommenen Hautlappens wurde aus dem Klitpen mein endgültiger Penis aufgebaut. Es gibt drei Stellen am Körper, die als Materialquelle infrage kommen: Bauch, Po und Unterarm. Am Unterarm sitzen allerdings die meisten Nerven, was einen besonders hohen Empfindungsgrad am neuen Glied verspricht. Eine Garantie gibt es dafür nicht, aber eine höhere Wahrscheinlichkeit. Daher habe mich für diese Variante entschieden. Um die großflächige Wunde am Arm noch während der Operation zu verschließen, musste mir jedoch ein Hautlappen aus dem rechten Bein entnommen werden. Da es sich um eine Stelle in Leistennähe handelt, ist die Narbe nur sichtbar, wenn ich nackt bin. Sie sieht aus wie ein fein gewebtes Strumpfband.

Dieser Penisaufbau fordert alles vom Körper. Es schreibt sich so einfach, hier Hauptlappen wegnehmen und da wieder dran, und dann machen wir daraus einen Penis. Es ist nicht umsonst der schwierigste und gefährlichste Eingriff. Werden alle minikleinen Nervenbahnen richtig miteinander verknüpft? Das ist schon eine blutige Angelegenheit und erfordert höchste Chirurgenkunst. Nach dem Eingriff wird auf der Intensivstation alle zwei Stunden kontrolliert, ob der neue Penis auch ausreichend durchblutet wird. Denn sonst ist Holland in Not.

Diese Nacht ist wirklich schlimm. Aber das Martyrium ist noch lange nicht vorbei. Fünf Tage stramm liegen. Nicht aufstehen, nicht ein einziges Mal. Eine Tortur. Und obendrauf: Töpfchen. Bettpfanne. Uuaah. Auf Teufel komm raus wollte ich verhindern, da hineinzukacken. Außerdem brachte mich der Schmerzmittel-Cocktail zum Kotzen. Hilfe. Nicht auch das noch. Aufstehen, duschen? Fehlanzeige! Denn ich musste ums Verrecken liegen bleiben, um die Wundheilung nicht zu gefährden. Ich geniere mich ja selten, aber diese Situation forderte mir alles ab. Ich fühlte mich schmierig und eklig. Ich musste heulen, weil ich mich so hilflos gefühlt habe. Ein absoluter Tiefpunkt. Ich, Melzer, der Hübsche, wie sie immer scherzhaft auf der Station sagten, lag da in meiner eigenen Kotze ...

Erst an Tag sechs war ich über den Berg.

Dass ich hier all diese Details meiner Geschlechtsanpassung preisgebe, ist übrigens ungewöhnlich in der Transcommunity. Aber ich kann mit deren Regeln wenig anfangen – und ich will mich nicht verstecken. Klar habe ich einige Transfreunde. Menschen, die ich lange kenne. Mit denen tausche ich mich bei Bedarf auch aus. Aber manchmal ist mir das einfach zu heftig und nervig, weshalb ich auch nie in eine Selbsthilfegruppe gegangen bin. Wie ich zu leben und zu sein habe, lasse ich mir nicht vorschreiben – von niemandem. Ich habe mich entschlossen, offen mit meiner Geschichte umzugehen. Und dazu gehört nun mal auch die große Unterarmnarbe. Da das in der Community ein No-Go ist, habe ich nach einer TV-Reportage einen entsprechenden Shitstorm geerntet. Ich galt als Verräter, weil ich in dem Beitrag darüber spreche, dass aus der Haut des Unterarmes mein neuer Penis gebildet wurde.

Es gibt viele Transgender, die aus ihrer Biografie ein Geheimnis machen. Dürfen sie auch. Sie haben Angst, ihren Job oder Freunde zu verlieren, Angst vor Ausgrenzung. Das verstehe ich. Aber wenn wir nicht darüber reden, wird sich niemals etwas ändern. Mein Weg ist ein anderer. Ich habe einen scheißlangen Weg hinter mir, mit unglaublichen Schmerzen. Das ist mein Körper, und da ist es mir egal, was andere von mir halten. Ich muss auf niemanden Rücksicht nehmen, auch wenn sich jemand angegriffen fühlt, weil ich meinen Körper zeige. Allein diese Arm-Penis-Operation hat sechs Stunden gedauert. Danach Intensivstation und dann die drei Wochen Klinikaufenthalt, bis alles einigermaßen verheilt war. Da soll mir niemand blöd kommen und mir erzählen, was ich darf oder nicht darf.

Die Narbe ist nicht schön, aber ich schäme mich nicht dafür. Ich versuche allerdings, meinem geschundenen Körper nicht noch mehr Schäden zuzufügen, weshalb ich darauf verzichte, direkt auf dieser Narbenfläche zu tätowieren. Das hatte ich mal vor, weil man durch die transplantierte dünne Hautschicht Sehnen und Muskeln sehen kann. Ein gewöhnungsbedürftiger Anblick. Gleichzeitig muss ich jedoch aufpassen, mich dort nicht zu verletzen, weil ich an dieser Stelle nichts mehr spüre.

Da ich die brutale Narbe nicht verstecke, werde ich natürlich oft darauf angesprochen. Trotzdem erzähle ich nicht jedem und in jeder Situation, was es damit auf sich hat. Es kommt schon ein bisschen darauf an, wie gefragt wird und wer fragt. Manchmal ist mir eher nach witzigen Antworten, und wenn mir einer dumm kommt, gibt es auch mal einen Spruch. Einem Follower auf Instagram habe ich beispielsweise geschrieben: »I try to get some Wolverine-Marks.« Und auf »Oh, Sie haben da eine Verletzung« antworte ich, wenn ich gerade nicht gut drauf bin, »Ja, da habe ich eine Verletzung«. Punkt. Wenn ich bei älteren Kunden bin, greife ich auch mal zu einer Notlüge. Die wollen meist wissen, ob ich mich verbrannt hätte. Dann erzähle ich, dass brennendes, flüssig gewordenes Plastik draufgetropft und eine Hauttransplantation nötig geworden sei. Meistens schiebe ich noch ein »Besser Arm dran als Arm ab« hinterher. Meine Geschichte ist eben kein Zwei-Minuten-Small-Talk.

Als es darum ging, mich zu entscheiden, ob für meinen Penis die Haut vom Oberschenkel oder vom Unterarm herhalten sollte, tendierte ich zunächst zum Oberschenkel. Schien mir irgendwie nahe liegender und unempfindlicher. Aber eben das war ja der springende Punkt: Meine Operateure erklärten, dort bestehe viel eher die Gefahr, keinen geeigneten Nerv zu finden, der meinem neuen Glied Gefühle verleiht. Das aber war mir wichtig. So viel Gefühl wie möglich, bitte schön! Wer will denn schon auf sexuelles Empfinden verzichten? Also musste der Unterarm dran glauben. Tatsächlich hätte ich alles und zu jedem Preis auf mich genommen. Der Leidensdruck durch den Frauenkörper war groß genug. Darum habe ich jedes Mal die Option gewählt, die ein besseres Ergebnis versprach. Und während des langen Angleichungsprozesses gibt es zig Entscheidungen zu treffen – jede einzelne ohne Gewähr. Nimmst du A, kannst du dich falsch entscheiden, bei B auch. Niemand kann dir das Ergebnis hundertprozentig voraussagen. Ich habe meinen gesunden Menschenverstand, mein Gefühl und das Vertrauen in meine behandelnden Ärzte miteinander kombiniert. Es gibt auch eine Klinik in Deutschland, die eine All-in-one-Operation anbietet. Zack, Umbau an einem Tag. Wäre für mich nie infrage gekommen. Klar wäre es toll gewesen, die Zahl der Eingriffe zu reduzieren. Aber das »Wir-machen-aus-dem-Arm-einen-Penis« ist der komplizierteste, aufwendigste Eingriff *ever.* Drei Mordsbaustellen, sprich drei riesige Wundherde am Körper. Arm – Bein – Penis. Und dann noch mal Brüste weg und Gebärmutter obendrauf? *No way.*

Viele Transmänner haben eine lange, quer über die Körpermitte verlaufende Bauchnarbe, weil ihnen hier die Haut entnommen wurde, um die Entnahme am Arm auszugleichen. Doch als mir der Operateur den langen Bauchschnitt beschrieb, winkte ich ab, woraufhin der Spaßvogel sagte: »Aber da können Sie doch die Badehose drüberziehen!«

»Wie hoch tragen Sie denn Ihre Badehose?«, fragte ich zurück.

Und so wurde es eben die Stelle zwischen Oberschenkel und Leiste. Am oberen Beinansatz ist die Haut auch besonders dehnbar. Wie einen Strumpf ließ sich die Haut dort hochziehen. Also ist offenbar genug Material da, überlegte ich. Hinzu kam, dass mir niemand sagen konnte, wie sich extremes Training auswirkt. Ich sehe es ja an meinen Brustwarzennarben: Die sind durch den Muskelaufbau immer großflächiger geworden. Und bei einer riesigen Narbe im Bauchbereich? Reißt die nicht wieder auf? Gibt es Nervenschäden? Dieser Bereich ist selbst im normalen Alltag permanent in Bewegung ... Für die Chirurgen ist der Bauch natürlich ideal. Der Patient liegt schnittbereit auf dem Rücken. Ratzfatz auf- und zugenäht. Und im Liegen kann die Wunde fein verheilen. Das ist bei der Bein-Variante völlig anders. Bein hoch, Bein runter, drum herumgeschnitten, bis tief rein in die Falte zwischen Oberkörper und Beinansatz. Es ist aber nicht nur schwerer zu operieren, sondern verheilt unter Umständen auch schlechter. Mir ging es jedoch nicht darum, dass die Ärzte es einfacher haben. Immerhin bin ich es, der damit leben muss. Dafür bin ich zu eitel und zu sehr Ästhet. Warum sollte ich mir jetzt keinen schönen Körper wünschen, da ich mich in meinem Körper doch so lange so unglücklich gefühlt hatte.

Er ist da!

Alter Schwede! Du wachst auf, darfst irgendwann zum ersten Mal einen Blick werfen, und dann liegen da prächtige zwanzig Zentimeter zwischen deinen Beinen. Was dir keiner sagt: Es werden jeden Tag weniger. Die stattliche Größe hängt nämlich mit der Schwellung der Wunde und der Wasseransammlung zusammen. Heute könnte ich mich kaputtlachen, wenn ich daran denke, wie erwartungsvoll ich immer unter die Decke gestarrt habe. Und diese Enttäuschung, als der neue Kollege täglich kleiner wurde. Aber Gott sei Dank hörte das Schrumpfen irgendwann auf. Bis letztlich etwa 14 Zentimeter übrig blieben. Und ich tröstete mich: Vorher war da gar nichts, und du bist auch klargekommen beim Sex. Also sei zufrieden mit dem, was da ist. Meine Sorgen und Gedanken in puncto Schwanz waren also sofort die typischen Männersorgen und -gedanken. Zu klein, zu dünn, nicht schön. Auf eine Art empfand ich diese Tatsache jedoch als beruhigend. Sorgen ja, aber eben wie ein echter Mann. Ich war und bin allerdings nicht die Sorte Mann, die sich über die Größe eines Penis definiert.

In der Klinik habe ich übrigens zum ersten Mal davon gehört, dass Mann sich verschiedene Gummipimmel kaufen kann. Mit den unterschiedlichsten Funktionen. Man kann damit pinkeln oder sogar Sex haben. Mittlerweile kenne ich auch einen amerikanischen Kollegen, der sich immer riesige Dildos, sogenannte Packer, in die Hose stopft. Er ist noch nicht operiert. Das sieht schon auf Fotos total unnatürlich aus. Sollte er sich doch irgendwann zur angleichenden OP entscheiden, ist eine Enttäuschung vorprogrammiert. So ein Gummidingens zu benutzen, kam mir jedenfalls total freakig vor. *Never!* Außerdem spürt man damit doch gar nichts. Was soll das dann? Na, jeder wie er mag, aber nichts für mich.

Eine andere Frage, die ich mir allerdings erst relativ spät stellte, lautete: Wie war eigentlich das Verhältnis zu meiner Vagina? Manche Transgender haben nämlich einen regelrechten Hass auf ihren Penis oder die Vagina, wie ich in Gesprächen erfuhr. Es gibt einen berühmten Film, *Girl,* in dem sich das Transmädchen zum Schluss den Penis abschneiden möchte. Brutal und gruselig. Ihr verzweifelter Hilfeschrei an die Außenwelt, dass sie so nicht mehr weiterleben kann. Solche Gefühle sind mir, Gott sei Dank, fremd. Wirklich nutzlos waren nur die Brüste. Die sollten weg. Doch meine Vagina lehnte ich nicht ab. Vielleicht weil ich so ein frühreifes Kerlchen war, das gerne und viel an sich herumspielte, sich auf diese Weise gut kennenlernte und seine Orgasmen genoss. Dieses lockere und liebevolle Verhältnis zu meiner Sexualität hat mir wahrscheinlich einige Seelenqualen erspart. Und als da plötzlich etwas war, wo vorher nichts gewesen war? Ich hatte null Fremdgefühl, so von wegen »Hoppla, was hängt mir denn da zwischen den Beinen?«. Vielmehr war ich endlich vollständig. Vergleichbar mit einem Phantomschmerz, den amputierte Menschen an jener Stelle spüren, wo vorher das schmerzende Organ war. So ist es bei mir auch – nur umgekehrt. Ich habe etwas dazubekommen, was ich immer schon gespürt habe, auch als es noch gar nicht da war. Reine Kopfsache. Deswegen war mein Weg auch nicht von permanenten Zweifeln begleitet, sondern *straight on.*

Penis, Parts 3 bis 5 – Von Galaxy-Balls und Fahrradständern

Der Penis war da und verheilt, aber er sah noch nicht besonders sexy aus. Dafür sorgte erst ein Eingriff, der sich Glansplastik nennt – die Konstruktion einer Penisspitze mit Eichel. Man stelle sich so ein Bockwürstchen vor, das an einem Ende aufgeschnitten, umgeklappt und mit einer speziellen Nahttechnik versehen wird, sodass ein Rand entsteht. Hört sich krass an, aber es sieht gut aus. Wie ein echter Penis. Das haben die in München voll drauf, mit sehr ästhetischen Ergebnissen.

Es besteht die Möglichkeit, diese Glansplastik mit dem Bilden des Hodensacks, Skrotumplastik genannt, zu kombinieren. Dabei werden zwei Silikonprothesen verbaut, und eine wird dann wieder entfernt, um Platz für die Pumpe zu haben. Das bedeutet aber auch, dass der Sack einmal zusätzlich aufgeschnitten werden muss. Darum habe ich mich dagegen entschieden. Ich wollte ein erneutes Trauma dieses sehr überschaubaren Bereiches vermeiden. Bloß nicht zu viel rumschnippeln. Insofern wurde bei mir erst im Zuge einer Korrektur-OP eine Fistel entfernt und gleichzeitig der Penis hübsch gemacht.

Nachdem das alles fein verheilt war, folgte der nächste große Step in einem Rutsch: Skrotumplastik und Penisprothese. Das »Hängen im Schacht« sollte endlich ein Ende haben. Mit der Penispumpe kann er stehen und ich Sex haben.

Es gibt heute zwei gängige Prothesenmodelle. Wie Mercedes und BMW. Keines ist besser als das andere, jedes nur anders. Meine erste Pumpe war die AMS 700. Die andere heißt Coloplast, war aber damals noch nicht so verbreitet. Diese total seriösen Bezeichnungen für etwas so Erotisches fand ich immer lustig. Wie Nimbus 2000, der Zauberbesen von Harry Potter. Ich mag den Vergleich.

Ursprünglich wurden diese Prothesen für impotente Männer entwickelt, heute ermöglichen sie uns Transgendern ein erfülltes Sexleben.

Und so funktioniert's: In meinem neuen Penis gibt es zwei hohle Stäbe, die von einer inneren und äußeren Membran umhüllt sind, die die Schwellkörper simulieren. Von dort führt ein Kabel zu einem Pumpmechanismus, der aussieht wie eine kleine Handgranate. Das alles ist im linken Hoden verbaut. Von außen ist davon nichts zu sehen. Ein anderes kleines Kabel verläuft nach oben zu einem »Ballon« im Bauchraum, der mit Kochsalzlösung gefüllt ist. Wenn ich nun meinen Hoden und somit den Mechanismus etwas drücke, fließt die Lösung vom Ballon in die beiden »Schwellkörper« – und schwups steht er. Wird er nicht mehr gebraucht, aktiviere ich das Ablassventil am Hoden.

Irgendwie muss der Ballon natürlich erst mal an der richtigen Stelle im Bauch platziert werden. Bei mir wählte das OP-Team den Weg durch die Bauchmuskeldecke. Das war richtig heftig. Fünf Tage lang nicht aufstehen, nur auf dem Rücken liegen, jede Bewegung purer Schmerz. Danach konnte ich tagelang nur gebückt laufen wie ein alter Mann. Inzwischen wird der Ballon in der Regel durch einen Kanal an der Leiste geschoben, was für uns Patienten um einiges besser ist.

Apropos Hoden: Die dürfen natürlich nicht fehlen. Ich nenne sie liebevoll Galaxy-Balls. Gebildet wurden sie aus meinen äußeren Schamlippen. Rechts ist ein Silikon-Ei verbaut, links ist diese »Handgranate« drin. Eckig und hart.

Kurz nach dieser Pumpen-OP ist alles angeschwollen. Es fühlt sich an, als hättest du zwei Tennisbälle zwischen den Beinen. Einfach Hölle. Man läuft breitbeinig wie *Django,* der sich wund geritten hat. Und zusätzlich der Schmerz der Bauchpumpe. Bei all diesen Schmerzen vergaß ich in den ersten

Tagen fast die Freude darüber, dass der größte Schritt nun vollzogen ist.

Yvonne, die Frau, ist
weg. Es lebe Ben,
der Mann!

Endlich Ben!

(2014–2020)

Technikcheck

Darauf wartet ihr wahrscheinlich schon alle. Auf meinen Sex als Ben, meine ich. Fakt ist, dass ich eine ganz schön lange Durststrecke ohne das Hauptgeschlechtsteil überbrücken musste. Erst als Yvonne, die ja mit Frauen schlief. Dann während der Umbauphase. Jahrelang gab es nur Zwischenlösungen. Das war nicht unbedingt schlechter, aber natürlich anders. Glücklicherweise bin ich grundsätzlich ein positiver Mensch und im Liebesleben sehr unternehmungslustig unterwegs. Vollendeter Sex ist schön. Keine Frage. Denn mit der geliebten Partnerin regelrecht zu verschmelzen, hat ja eine ganz besondere Qualität. Wenn es aber nicht sein kann, hat man zwei Möglichkeiten: Mimimimi-Jaulen und sich bedauern oder das Beste aus der Situation machen. Und damit es auf den Laken doch heiter und erfüllend abgeht, kenne ich viele Mittel und Wege.

Ich sage nur: Everest! Nach einem jahrelangen Aufstieg von »Basecamp« zu »Basecamp« stand ich tatsächlich auf dem Gipfel. Yes!

Der Penis ist da, die Mechanik eingebaut, die Fäden gezogen. Oh ja, das erforderte jede Menge Geduld. Denn nach dem Operationsmarathon hat es noch mal einige Monate gedauert, bis alles verheilt war. Wie funktioniert denn nun der neue Kollege? Ich war gespannt wie ein Flitzebogen und habe natürlich schon mit den Hufen gescharrt. Doch vor dem Praxistest unter Live-Bedingungen steht die »technische« Einweisung. Dafür bin ich wieder in die Klinik nach München-Bogenhausen gedüst. Endlich mal ein richtig lockerer Termin. *How to use your new penis* – das ist doch mal eine geile Lektion. Keine Angst, kein Schneiden, keine Narkose, keine Schmerzen, stattdessen die praktische Einführung in den neuen Liebesapparat.

»So, Herr Melzer, hier drücken Sie auf Ihre Pumpe, und schon geht es nach oben!«

Ich spüre, wie sich die Kochsalzlösung im Ballonreservoir auf den Weg macht zu den beiden Hohlstäben, den Schwellkörpern in meinem Penis. Und tatsächlich: Er hebt sich. Fasziniert verfolge ich den Vorgang und bin begeistert. Und hey, da gibt es wirklich überhaupt nichts zum Genieren in dem nüchternen Untersuchungsraum. Wir sind alle entspannt. Meine Ärzte haben das schöne Ding schließlich selber gestaltet und genießen mein volles Vertrauen. Die Atmosphäre ist ausgesprochen gelöst.

»So, und wenn man hier am Hoden drückt, gibt es diesen kleinen Knopf beim Ablassventil, und schon geht es wieder abwärts.« Funktioniert einwandfrei. Hat sich die ganze Schinderei doch gelohnt. Jetzt noch einmal hoch mit dem Kerl und dann wieder abgelassen. Wieder hoch und wieder runter. Das kriege ich schon richtig gut hin. Es ziept nur ein bisschen. Das ist aber nicht weiter verwunderlich. Immerhin muss das Gesamtwerk erst mal geschmeidig werden. Es ist ein wenig wie beim Erlernen einer neuen Sportart. Da sorgen die ungewohnten Bewegungsabläufe auch erst für Muskelkater.

Den Rat der Ärzte, fleißig zu testen, zu spüren, zu probieren, damit Kopf, Gefühl und Penis sich zu einer neuen Einheit verbinden, habe ich fleißig befolgt. Das ist übrigens nicht anders als im normalen Sexleben. Zu viel Stress in der Birne und ein verklemmtes Körpergefühl sind im Bett fehl am Platz. Ich überließ mich also meiner Spielfreude, sodass ich mich langsam auf den ersten Praxistest im Paarmodus freuen konnte.

Kaputter Rückwärtsgang

Für den harten Transformationsweg gibt es übrigens eine kleine, aber feine Entschädigung: Theoretisch kann der neue Kollege immer stehen. Da sind wir Transmänner ganz klar im Vorteil. Verschleißerscheinungen? Ermüdungszustände? Kennt unser Penis nicht. Das kann allerdings auch zu unerwünschten Situationen führen ... Kaum bin ich aus München zurück, will ich auch zu Hause fleißig weiterüben. Schließlich soll es beim Sex ja wie am Schnürchen klappen. Ich also alles wieder in Startposition gebracht, und siehe da, schon habe ich den schönsten aller Ständer. Das Ganze gleich noch mal. Übung macht den Meister. Aber ... hallo?! Was ist das denn? Der Rückwärtsgang funktioniert nicht! Es wäre jetzt ja leicht, es auf die Pumpe zu schieben. Tatsache ist aber, dass ich den minikleinen Knopf des Ventils nicht finden kann. Verflixt noch mal ... Wie geht denn diese Scheiße? Ich taste, drücke, suche, fluche ... Das Ergebnis bleibt gleich: Er geht leider nicht wieder runter. Das ist jetzt aber richtig blöd. Was tun, sprach Zeus ... Ein Anruf in der Klinik wird es wohl auch nicht richten. Wie sollen die das per Telefon finden? Zunächst muss ich also meinen Alltag mit einer gepflegten Halblatte bewältigen. Mithilfe einer sehr weiten Jogginghose versuche ich, das Desaster wenigstens optisch zu kaschieren. Ich habe das Pumpenkontingent zwar nicht voll ausgeschöpft, aber eine Halblatte ist auf Dauer ziemlich nervig. Zumal es nach ein paar Stunden anfängt, tüchtig wehzutun. Mein Paniklevel steigt. Es hilft alles nichts. Da muss ein

Gerätewart ran. Für solche Notfälle und eine erste fachliche Einschätzung habe ich auch Ärzte vor Ort. Ich kann ja nicht immer die sechshundert Kilometer nach München brausen. Jetzt ist mein Urologe gefragt. Ich wähle die Nummer der Praxis.

»Praxis Soundso. Wie kann ich Ihnen helfen?«, meldet sich eine müde klingende weibliche Stimme.

»Hallo, hier Benjamin Melzer. Ich hätte da einen Notfall!«

»Ja, Herr Melzer, was genau heißt denn Notfall? Die Praxis ist nämlich voll, und wir machen auch bald zu«.

»Wäre aber wirklich dringend.«

»Hmm, das sagen natürlich alle.« Die Arzthelferin wirkt etwas genervt.

»Ich glaube, dass es bei mir schon sehr speziell ist.«

»Aha!«

»Das kann unmöglich bis morgen warten.«

»Soso.«

»Na, was ist denn da so dringend?«

»Ich bekomme meinen Penis nicht runtergeregelt.«

Pause.

Pause.

Pause.

»Sind Sie noch da? Was ist denn nun? Ich muss jetzt vorbeikommen, es tut sauweh.«

»Öh, ja, okay, äh ...«

Filmreif, dieser Dialog mit der Arzthelferin. Würde es nicht bereits bedrohlich pochen in meinem neuen besten Stück, ich hätte mich kaputtgelacht. Stattdessen mache ich mich lieber sofort auf den Weg zum Urologen, der mich denn auch aus meiner misslichen Lage befreit.

Der verflixte Knopf hatte sich ein bisschen versteckt, und in meiner Hektik war es mir nicht gelungen, ihn zu ertasten. Das sollte mir nie wieder passieren. Denn so wird der ultimative Traum von der Standfestigkeit allzu schnell zum Albtraum.

Mit der neuen Liebe auf dem Weg ins neue Leben

Der erste Sex als vollständiger Mann. Das ist schon eine große Nummer. Im wahrsten Sinne des Wortes. Aber bevor ich von meinem zweiten »ersten Mal« erzähle, möchte ich euch Karina näher vorstellen. Denn sie spielte eine wichtige Rolle in meinem Leben. Wir hätten uns schon in der Schule kennenlernen können, aber da ich ein Jahr älter bin als sie und somit einen Jahrgang über ihr war, hatten wir dort noch keinen Blick füreinander. Unsere erste Begegnung fand in dem Hotspot unserer Clique statt. »Alte Schmiede« hieß die Kneipe, in der Karina kellnerte. Hey, was für eine süße Frau, dachte ich, als ich sie das erste Mal sah. Mit ihren langen braunen Haaren entsprach sie exakt meinem damaligen Beuteschema. Es gab ein bisschen Augenkontakt – und blitzte da nicht eindeutiges Interesse auf? Aber hoppla, Melzer. Nichts zu machen, denn sie war vergeben. Ich ja eigentlich auch. Sogar doppelt. Mit Paula hatte ich dieses On-/Off-Ding, während ich noch eine andere Frau am Start hatte. Ich war damals im Ausprobiermodus. Aber das ist mit 18 nichts Ungewöhnliches.

Das nächste Mal traf ich Karina auf einer Party. Sie ging mit ihrem Freund an mir vorbei. So nah, dass ich ihre Hand ergreifen konnte. Ich hielt sie fest und schaute ihr tief in die großen dunkelbraunen Augen. Ein magischer Moment. »Bleib doch hier«, sagte ich einfach.

Ihr Freund zog sie aber schon weiter. Es war megalaut in dem Laden, aber ich hörte Karina noch sagen: »Beim nächsten Mal …« Ihre Augen sagten eindeutig Ja. Danach sind wir uns immer wieder über den Weg gelaufen, haben uns aber auch immer wieder aus den Augen verloren. Ein paar Jahre ging das so. Bis wir eines Abends zufällig mit gemeinsamen Freunden unterwegs waren. Sofort erkannte ich meine Chance und bot mich als Fahrer an. »Ich bleibe heute nüchtern. Wer braucht nachher mein Taxi?« Es klappte perfekt. Viele Arme gingen hoch, auch Karinas.

Und dann war es so weit: Auto voll, Flamme drin.

Ich bin natürlich extra einen riesigen Umweg gefahren, weil ich Karina unbedingt als Letzte nach Hause bringen wollte. Und was soll ich sagen: Mein Plan ging auf. Bis morgens um drei saßen wir bei leiser Musik im Auto vor ihrem Wohnhaus und haben über Gott und die Welt geredet. Der Funkenschlag war beträchtlich, sodass ich am Schluss sogar ihre Handynummer hatte. Das befeuerte meinen Ehrgeiz. Immerhin hatte ich ja den Ruf: Was Yvonne will, das kriegt sie auch! Von da an behielt ich Karina im Blick – und kaum war sie von ihrem Freund getrennt, griff ich zu. Möglichst viel Zeit miteinander verbringen, nächtelang am Handy quatschen, erstes Knutschen. Das Junge-/Mädchen-Ding war überhaupt kein Thema für uns. Lügen musste ich auch nicht, denn sie hatte mich ja als Yvonne kennengelernt. Wenigstens dieser Stress blieb mir diesmal erspart …

Ich war ja auch längst an einem anderen Punkt angelangt, machte bereits meine Therapie und hatte gerade meine erste Hormonspritze bekommen. Für Karina spielte das alles keine Rolle, denn wir hatten uns schon ineinander verliebt. Als wir schließlich ein Paar wurden, war es einfach nur schön. Mein Leben entwickelte sich eindeutig in die richtige Richtung.

Karina und ich wurden unzertrennlich, weshalb es eigentlich eine reine Formsache war, dass sie nach drei Monaten zu mir zog. Sie war ja eh jeden Tag da und meine Bude schon voll mit ihrem Zeugs. Dann konnten wir es auch genauso gut dingfest machen.

Mit der neuen Liebe auf dem Weg ins neue Leben. Es war eine aufregende Zeit.

Mein zweites »erstes Mal«

Das erste Mal Sex als Mann – und dann ein One-Night-Stand? Das stelle ich mir schwierig vor. Kann klappen, kann aber auch richtig in die Hose gehen. Da muss wahrscheinlich jeder selbst schauen, in welcher Situation er gerade ist und wie er es braucht. Für viele Transgender ist die ganze Thematik Partnerschaft, Sex, Liebe jedenfalls nicht gerade einfach. Denn es verlangt nicht nur den Betroffenen viel ab, sondern auch dem Partner beziehungsweise der Partnerin. Sofern man einen beziehungsweise eine hat. Beim Sex und in der Liebe ist nix planbar. In jeder Phase musst du neu entscheiden, wie es für dich passt. Und während des gesamten Transformationsprozesses kann ja jede Menge passieren. Vielleicht bist du gerade in einer Phase, in der du so mit dir selbst beschäftigt bist, dass da eh kein Platz für Schmetterlinge ist. Von einem erfüllten Sexualleben ganz zu schweigen. Ich hatte allerdings wieder einmal Glück. Karina lernte mich als Mädchen kennen und begleitete meinen Veränderungsweg während unserer siebenjährigen Beziehung. Insofern hatte ich meinen ersten Sex als Mann mit einer vertrauten Person. Das machte es sehr viel leichter. Zumal wir die meiste Zeit sexuelles Vergnügen aneinander hatten. Auch ohne Penis.

Seit dem Einbau der Penispumpe waren bereits fast vier Monate vergangen. Im Schritt sah alles gut aus, und täglich wurde ich vertrauter mit dem neuen Kollegen. Ich war allerdings supervorsichtig. Lieber auf Nummer sicher gehen, dass wirklich alles verheilt ist. Das hatten mir auch die Chirurgen geraten. Bloß nicht zu früh in die Vollen gehen. Wäre einfach zu ärgerlich, wenn doch noch etwas kaputtginge. Langsam wurde ich jedoch neugierig und spürte, dass der Kollege und ich bereit waren für den großen Augenblick. Das sagte ich auch Karina, wir machten dafür aber keinen Termin. Wir wollten es so natürlich wie möglich angehen. Und so blieben wir eines Morgens etwas länger im Bett, kuschelten – und schließlich ergab es sich wie von selber. Die Stimmung passte einfach.

»Wollen wir es mal versuchen?«, flüsterte ich Karina ins Ohr.

»Supergerne, aber lass es langsam angehen.«

Ich betätigte die Pumpe, damit ich eine Erektion bekam. Mittlerweile hatte ich darin eine gewisse Routine entwickelt, denn ich wollte nicht so abtörnend lange am Glied herumfummeln müssen. Allerdings musste Karina mir dann doch ein bisschen helfen.

»Spürst du was?«, fragte ich. »Bin ich schon drin?« Das konnte ich in dem Moment nämlich nicht erfühlen. Noch immer muss ich lachen, wenn ich daran zurückdenke. Ja, guter Sex hat auch mit Leichtigkeit zu tun, mit Ruhe und Zeit. Ich mache mir keinen Kopf, kann Dinge auch mit Humor nehmen. Das ist schon die halbe Miete, damit es gut wird. Es war ja auch nicht so, dass unsere Körper sich nicht gut kannten …

Der erste Sex mit dem neuen Penis war jetzt aber nicht so hammermäßig, wie man sich das eventuell vorstellt. Kein Riesenfeuerwerk mit Tusch und so. Das habe ich aber auch gar nicht erwartet. Überhaupt sollte man Erwartungen lieber vor der Tür lassen. Lieber von Situation zu Situation schauen, wie der Hase so läuft. Ich bin jedenfalls sehr froh, dass dieses »erste Mal« mit der Frau stattgefunden hat, mit der ich schon so viel innigen Sex gehabt hatte, der ich vertraute und mit der ich diesen aufregenden Moment deshalb völlig offen und entspannt teilen konnte. Für einen One-Night-Stand wäre das jedenfalls nichts gewesen.

Die Empfindsamkeit an der Penisspitze und damit das Gespür dafür, »drin« zu sein, musste sich zwar erst entwickeln – tatsächlich hat es schon ein paar Monate gedauert. Dennoch war es ein denkwürdiger Anlass. Immerhin konnten wir jetzt endlich miteinander verschmelzen. Das war das Erhebende. Ich musste auch gar nichts neu lernen, nur weil da plötzlich ein zusätzliches Teil an mir dran war.

Das Mannsein liegt mir
eben in den Adern.

Insofern war ich auch sehr gespannt auf den ersten Blowjob. Dabei stand gar nicht der Mega-Sex oder so etwas im Vordergrund, vielmehr genoss ich die totale Hingabe und Nähe. Das Miteinander. Es war einfach nur schön, der Frau, die ich liebe, so nah zu sein. Das war so vorher nicht möglich gewesen.

Wirklich bedeutsam bei diesem »ersten Mal« in meiner Rolle als Mann: Ich wusste instinktiv, was zu tun ist. Es war, als wäre ich mit Penis geboren worden und als hätte ich Sex immer als Mann erlebt.

»Wie war es denn für dich?«, fragte Karina, als sie danach in meinem Arm lag.

»Als wäre es nie anders gewesen.«

In diesem Moment wusste ich: Jetzt bin ich vollständig!

Ich kann kommen!

Was noch zu klären wäre: Kann ich mit meinem Penis eigentlich einen Orgasmus haben? Ja! Das liegt daran, dass der Klitorisnerv bei der OP erhalten wurde. Und ich kann sogar kommen, wenn mein Kollege da unten nicht hart ist. Gott sei Dank. Denn sonst wäre mein Pumpendesaster nicht so glimpflich verlaufen. Dazu aber erst später mehr.

Mir war klar, dass es durchaus zu Empfindungsstörungen hätte kommen können. Doch darum auf einen Penis verzichten? Das wäre für mich keine Option gewesen. Ich habe um alle möglichen Konsequenzen gewusst und sie in Kauf genommen. Wenn ich keinen Orgasmus mehr haben kann, dachte ich, dann ist das eben so. Da habe ich mir was vorgemacht. Man kann sich vorher ja gar nicht vorstellen, was es in der Praxis bedeutet, keinen Orgasmus mehr haben zu können. Denn natürlich würde damit etwas Entscheidendes im Leben fehlen. Insofern habe ich auch fein geübt, um Hoden, Hirn und Hände in Verbindung zu bringen. Habe meinen Penis gestreichelt, massiert, gekühlt, gewärmt, gekratzt, ihn bestaunt, besprochen, ermuntert. Das ganze Programm, damit ich genau wahrnehme, wie sich die Empfindungen in den Monaten nach dem Penisaufbau und dem Einbau der Pumpe verändern. Und auch hier hat der Melzer wieder Scheißglück gehabt. Läuft im Abschnitt. Ich habe einen Höhepunkt.

Halleluja! Allerdings schieße ich mit Platzpatronen. Knallt, aber kommt nix raus. Nicht mal heiße Luft.

Als Karina und ich uns getrennt hatten, legte ich richtig los. Das war eine wilde, oder besser gesagt, sehr wilde Zeit. Ich hatte offensichtlich einen gewissen Nachholbedarf, war gespannt darauf, wie andere Frauenkörper auf mich als Mann reagierten. Trotzdem sage ich den Frauen vorher immer, dass ich bis vor Kurzem eine Frau war. Ich gehe sehr offen mit dem Thema um. Tricksereien auf dem Gebiet sind nicht so meins. Und keine Frau hat sich daraufhin von mir zurückgezogen. In all den Jahren nicht eine einzige.

Die meisten Frauen finden es sogar eher spannend. Mein Penis sieht zwar schon ein bisschen anders aus, trotzdem warte ich nicht, bis das Licht im Schlafzimmer ausgeht. In der Sauna würdest du den Unterschied aber auch nicht erkennen. Als Single habe ich immer meinen Weg gefunden, es elegant ins Spiel zu bringen.

Inzwischen bin ich wieder in einer festen Beziehung. Die zweite, seit ich meinen Plan G gefasst und umgesetzt habe. Nun kann ich eh sein, wie ich bin – und meine wilden Entdeckungsjahre habe ich auch hinter mir.

Mein neues Leben als Mann

Schon als Kind habe ich mich so bewegt, gekleidet und gesprochen, als wäre ich männlich. Ich musste mich aber auch nie verstellen. Von daher brauchte ich nach den vielen Operationen auch nicht erst zu lernen, mich als Mann durchs Leben zu bewegen. War ich zuvor ein Mann im Körper einer Frau gewesen, so bin ich nun innen wie außen ein Mann, was sich echt gut anfühlt. Einfach stimmig. Nach all den Jahren der Zerrissenheit ist es mein größtes Glück, bei mir selbst angekommen zu sein.

Ich bin schon eine sehr männliche Erscheinung. Keine Sau ahnt was, wenn man mich zum ersten Mal sieht oder die Fotos in meinem Instagram-Account anschaut. Aber extrem maskulin, von wegen »jetzt betone ich mein Mannsein, indem ich besonders breitbeinig dasitze«, wollte ich nie sein. Letztlich entscheidet jeder Mensch für sich, wie er seine Persönlichkeit unterstreichen möchte. Und ich bin eben nicht der Rocker-Typ, sondern eher lässig, cool, elegant. Dabei hat mir geholfen, dass ich als Melzer-Spross mit einer guten Portion Selbstbewusstsein ausgestattet bin. In vielerlei Hinsicht bin ich mutig und gerne ein Vorreiter. So war ich beispielsweise der, sorry, die erste, die mit Hut in die Schule kam. Das hatte ich von meinem Idol Justin Timberlake abgeschaut. Modisch war ich immer schon experimentierfreudig, deswegen musste ich nicht erst auf eine neue Garderobe umschulen.

Ich musste nicht erst lernen, wie ein Mann zu laufen, zu sitzen oder zu essen hat. Es war mir auch scheißegal, wie Mann läuft, sitzt oder isst. Ich habe mich immer bewegt, gemacht und getan, wie ich es für richtig hielt, und musste nicht darüber nachdenken. Von anderen Betroffenen weiß ich, dass ihr Weg vollkommen anders verlaufen ist. So gesehen ist es ein Segen, dass mein »Anderssein« so früh einsetzte und ich nichts umlernen musste. Hätte ich erst vierzig Jahre als Frau gelebt, sähe die Sache mit Sicherheit anders aus. Dann wären meine Gestik und Mimik viel weiblicher gewesen, was einen echten Umlernprozess erfordert hätte. Dann hätte ich das »Mannsein« erst trainieren müssen.

Mein Geschenk der Natur

Ja, den Konstruktionsfehler in meiner DNA habe ich lange ausbaden müssen. Aber als geborener Optimist sehe ich heute, welches Glück ich hatte und dass mich Mutter Natur durchaus beschenkt hat. Denn die Hormone haben bei mir richtig gut gewirkt. Sie haben mich maskuliner gemacht. Doch dazu gehörte nicht nur Glück, sondern auch harte Arbeit und bestenfalls Spaß an Bewegung. Wer wie ich von klein auf Sport gemacht hat, verfügt natürlich über einen trainierten Body. Egal ob als Frau oder Mann. Deswegen stand es für mich auch außer Frage, dass Sport weiterhin zu meinem Leben gehören würde. Ein Sixpack kommt nun mal nicht von Pommesmampfen und Netflixgucken. Wenn du einen schönen Körper haben willst, musst du richtig dafür rackern. Ein Leben ohne Bewegung kann ich mir überhaupt nicht vorstellen. Couch-Potatoes mögen das anders sehen, aber Jungs und Mädels: Von nix kommt nix. Alter Spruch, aber wahr. Und als Transmann kann man gut und gerne noch mal ein paar Schippen drauflegen, wenn man eine durchtrainierte Figur machen will. Wenn du nicht regelmäßig trainierst, nützt dir auch das Testo nichts. Es hilft dir jedoch dabei, mehr Muskelmasse bei gleichem Trainingspensum aufzubauen.

Ich habe früh losgelegt mit dem Training und habe gute Anlagen. So viel Glück hat nicht jeder. Und einen zwei Meter großen Uwe mit Schuhgröße 45 können kein noch so patenter Chirurg und versierter Endokrinologe in eine Elfe verwandeln. Der ausgeprägte Kehlkopf, die tiefe Stimme – all das lässt sich auch als Ulrike nicht wieder zurückbilden. Ein gutes Beispiel ist die bekannte Transfrau Caitlyn Jenner. Trotz der Schönheits-OPs ist unter den langen Haaren noch immer der ehemalige Zehnkämpfer Bruce zu erkennen. Er ist ihr ins Gesicht geschrieben.

Je später also die Geschlechtsanpassung erfolgt, umso festgefahrener sind die Gesichtszüge. Weiche Formen bleiben weich und kantige kantig. Ich erkenne es sofort, wenn jemand spät operiert wurde. Was nicht heißt, dass man den Weg deshalb nicht gehen sollte. *Go for it,* Leute! Auf jeden Fall. Aber stellt euch darauf ein, dass die Ergebnisse anders sein werden, als ihr es euch vielleicht erhofft. Auch in Gestik und Mimik bleibt das Ursprungsgeschlecht unter Umständen lange Zeit sichtbar. Was zählt, ist aber letztlich, wie ihr euch fühlt und dass ihr bei euch selbst seid.

Eines aber hat sich nach den Operationen verändert: Ich konnte meine Schutzhaltung aufgeben. Es dauerte allerdings etwas, bis ich mir die nach vorn gebeugten Schultern abgewöhnt hatte.

Mach dich endlich nicht mehr klein, ermahnte ich mich wieder und wieder. Haltung annehmen, stolz sein. Endlich Brust raus. Mittlerweile ist der Stolz da, doch von der Schieflage sind noch Reste übrig. Das hat sich so tief in mein

Körpergedächtnis eingegraben, dass ich nach wie vor zusammen mit einer speziellen Trainerin und maßgeschneiderten Übungen dagegen angehe.

Auch ein Transgender muss seinen Kühlschrank füllen. Doch da ich im Familienbetrieb arbeitete, brauchte ich meine langen Fehlzeiten wenigstens nicht zu rechtfertigen. Da habe ich von anderen Mitstreitern schon ziemlich üble Sachen mitgekriegt. Als Festangestellter hatte ich auch ein geregeltes Einkommen. Aber intern gab es weiterhin jede Menge Zoff zwischen dem Chef, sprich meinem Vater, und mir – und irgendwann war meine Zeit als sein Mitarbeiter abgelaufen. »Papa, ich höre auf! Es geht einfach nicht mehr.« Nach über zehn Jahren stieg ich aus. Nur so konnte ich mich auf eigene Beine stellen und weiterentwickeln. Alles passiert aus gutem Grund. Davon bin ich fest überzeugt. Nach dieser langen Zeit unter Vaters Fuchtel musste ich mich allerdings erst einmal freischwimmen. Ich habe viel ausprobiert, bin auf die Nase gefallen, wieder aufgestanden. Bin Risiken eingegangen, gescheitert und dabei immer stärker geworden. Wer nichts riskiert, kann auch nichts gewinnen. Ich habe Erfahrungen gesammelt. Das hat mich mutiger und zuversichtlicher gemacht. Und egal was ich mache, ich mache es mit Leidenschaft.

Dank meiner kaufmännischen Ausbildung habe ich eine super Grundlage für mein Business. Heute bin ich hauptberuflich Vertriebler, betreibe zudem eine CrossFit Box, arbeite dort als Coach und Trainer. Und zwischendurch habe ich immer wieder Model-Jobs, die mir großen Spaß machen. Hätte mir das jemand vor zehn Jahren erzählt, den hätte ich wahrscheinlich ausgelacht. Ich genieße es, so viele unterschiedliche Tätigkeiten parallel machen und all meine Talente einbringen zu können. Es wird einfach nie langweilig.

Coverboy Ben

»Hi, here is Chris. We like your awesome style and would like to talk to you.«

Hinter diesen harmlosen Zeilen verbarg sich eine Bombe. Eine positive allerdings. Sie war der Startschuss für meine internationale Karriere als Model.

Chris ist Redakteur bei dem bekannten britischen Gay-Magazin *Attitude*. Die Redaktion hatte mich offenbar auf Instagram entdeckt, wo ich als »Ego-Shooter« schon eine beachtliche Follower-Zahl aufgebaut hatte. Man wolle die erste Transgenderstrecke mit mir umsetzen und lud mich nach London ein. Obwohl es mich fast umhaute, behielt ich doch einen klaren Kopf und machte mich erst mal schlau, was ich von diesem Angebot zu halten hatte. Das Magazin erscheint seit 1994 und hat mittlerweile 250.000 Leser. Eine Ausgabe sorgte mit dem britischen Thronfolger Prinz William auf dem Cover für Furore. Schnell fand ich heraus, dass es sich um ein angesagtes Blatt handelte, das sich mit vielen Prominenten schmücken konnte – egal ob schwul oder hetero. Ich fasse es nicht, die wollen mich, den Melzer aus Recklinghausen! Begeistert, wie ich war, funkte ich sofort meine Mutter an.

»Mama, du glaubst nicht, was heute passiert ist!«

»Erzähl ... «

»Ich bin nach London eingeladen, um ein Interview für ein Magazin zu geben!«

Kurze Stille in der Leitung, dann Jubel.

»Das ist ja der Hammer, mein Ben!«

Mama freute sich aber nicht nur wie Bolle für mich, wir flogen sogar gemeinsam dorthin. Ein Honorar gab es nicht, aber das störte mich nicht weiter. Dafür war alles viel zu neu und viel zu aufregend. Ich war vorher noch nie in der britischen Hauptstadt gewesen. Und nun war diese Premiere auch noch mit so einem Event verbunden. Mega.

Die Tage in London waren ein einziger Rausch. Die Stadt, die Vibes, die Menschen, allein das hat mir super gefallen. Aber der Job war natürlich richtig abgefahren. In einem lässigen Studio im Industrial Chic haben wir in wirklich netter Runde zuerst das Interview gemacht und dann eine große Fotoserie geshootet. Ich traf dort auch auf Transgenderkollegen, die ebenfalls in der Reihe vorgestellt wurden. Die Stimmung war prächtig und ich *on fire.* Zum ersten Mal stand ich vor der Kamera und spürte sofort: Das ist das, was ich machen möchte.

Yes, Melzer, du bist 'ne Rampensau, mach das! Es fühlte sich richtig gut an.

»Meine« Ausgabe zierte ein quietschbuntes Cover, darauf ein sehr geiler Typ in einer gelben Badewanne inmitten einer Herde Plüschtiere wie Spiderman, Krümelmonster und SpongeBob. Auch diese Ausgabe hat meine Mutter, die Familienchronistin, fein säuberlich abgeheftet. Ein tolles Gefühl, es nach all den Jahren mal wieder in der Hand zu haben. Zu Chris habe ich übrigens bis heute Kontakt.

Es ist unglaublich, aber wenn du erst einmal so einen Job hattest, dann spricht sich das schnell herum. Dank Instagram mehrten sich die Anfragen. Und jedes weitere Interview fütterte wiederum den Google-Algorithmus mit meinem Namen. Die Suchmaschine bei »Benjamin Melzer« spuckte nun gleich mehrere Seiten aus. Auf Instagram ploppte plötzlich eine Kampagne mit dem Transgender-Aktivisten Aydian Dowling auf. Er war auf dem Cover der Collectors-Edition der amerikanischen *Men's Health* abgebildet. Gedanke 1: Ein Transmann auf dem Titelblatt. Gedanke 2: Das will ich auch! Immerhin hatte ich meine Transformation gerade abgeschlossen. Das wäre doch mal ein würdiges Statement. Aus diesem Impuls heraus machte ich mich gleich an die Recherche. Ich musste nicht lange suchen, denn diese Kampagne wurde just von der deutschen Redaktion des Blattes promotet. Die »Mission Titel« konnte also starten. Und sie startete auf dem Klo. Echt, Leute, kein Witz. An diesem Ort habe ich alle Formulare online ausgefüllt und einfach abgesendet. Ich habe gleich mit offenen Karten gespielt. Schon am nächsten Tag kam die Reaktion. Sie wollten mich dabeihaben! *Yes, check in!* Ich wurde für das Online-Voting der Leser freigeschaltet. Wer dort gewinnt, bekommt eine Wildcard für das Finale, bei dem wiederum eine Jury über den Sieger entscheidet. Und was soll ich sagen? Zack! Haushoch konnte ich das Voting für mich entscheiden. Die Wildcard hatte ich im Sack. *Unbelievable.* Das sorgte natürlich schon mal für einen Megahype. TV-Sender, Radio, Magazine, alle wollten vorab Interviews. Die Finalisten wurden zum Shooting nach Hamburg eingeladen. Für mich der perfekte Zeitpunkt, um fix noch die Haartransplantation zu machen. Wer will schon mit zu »viel Gesicht« aufs Cover?

Mit frisch aufgefüllter Friese ging es mit den 19 anderen Kandidaten ins Shooting. Die hatten übrigens bislang überhaupt keine Ahnung von meiner Geschichte und deshalb erst mal etwas sparsam geschaut, warum ich mit einem Kamerateam im Schlepptau auftauchte. Hätte ich an deren Stelle wahrscheinlich auch merkwürdig gefunden. Aber die

Journalisten wollten sich die Gelegenheit natürlich nicht entgehen lassen, den »Transmann« auf Schritt und Tritt zu begleiten. Es war magisch – und extrem anstrengend. Denn während die Kollegen Spaß hatten oder Pause machten, habe ich »nebenbei« Aufnahmen für eine *Galileo*-Reportage gemacht – inklusive Außendrehs. Noch während des Shootings wurden wir in einer kleineren Gruppe noch mal separat fotografiert. Mir schwante, was das zu bedeuten hatte. Und tatsächlich sollte meine Mission von Erfolg gekrönt sein:

Mit *Attitude* in Großbritannien hatte alles begonnen – und nun schaffte ich es aufs *Men's-Health*-Cover! Der ehemalige Küchenverkäufer Ben Melzer auf dem Cover der deutschen Ausgabe eines weltweit erscheinenden Männermagazins. Nie zuvor in der zwanzigjährigen Verlagsgeschichte hatte es ein Cover mit einem Transmodel gegeben. Das war schon irre. Diese Meldung ging dann auch glatt viral und trat eine wahre Anfragelawine los, die mich überrollte und meine Social-Media-Postfächer vollstopfte.

Und was soll ich noch sagen: Wenn dir dann plötzlich sogar Hollywood-Star Ashton Kutcher via Instagram gratuliert, dann gehst du nicht mehr, dann schwebst du …

Alles war wie ein Traum, zumal ich daraufhin weitere Jobs in New York erhielt. Und zwar dank der Anfrage von Elliott Sailors, die als einer der ersten androgynen Model-Ikonen die Barrieren zwischen Männer- und Frauenwelt in der Werbung verwischt hat. Diese wunderschöne, sehr erfolgreiche Frau fragte allen Ernstes mich, ob ich mit ihr gemeinsam eine Kampagne shooten wolle. Nicht übertrieben, aber das ist echt so ein Herzstillstandmoment! Ein Redaktionsteam war davon auch so begeistert, dass wir gleich alle zusammen mit Sack, Pack und Kameras in die USA geflogen sind. Und da ging es dann richtig ab.

Ich, Ben aus Oer-Erkenschwick, Kreis Recklinghausen, fand mich plötzlich in dem gläsernen Palast des Fernsehsenders NBC wieder, um dort vor laufenden Kameras ein Interview zu geben. Ein paar Blocks weiter im Empire State Building stattete ich der Redaktion des famosen *Paper Magazine* einen Besuch ab. Und IMG Models – *die* Model-Agentur schlechthin, denn dort sind Mega-Models wie Gigi und Bella Hadid, Hailey Bieber und Kate Moss unter Vertrag – lud mich zum Gespräch. *What?* Die genaue Adresse erfährt allerdings nur, wer diese Einladung bekommt. Um ins Gebäude zu gelangen, musste ich einen Sicherheitscheck durchlaufen, schlimmer als am Flughafen. Wenn sich dann die Pforten der heiligen Hallen endlich öffnen, blickt man zuerst auf ein riesiges IMG. Empfangen wird man von zwei unfassbar gut aussehenden Assistentinnen. Nun wird erst mal brav gewartet. Und dann habe ich endlich mein Gespräch. Nein, noch bin ich nicht in deren Kartei. Dafür muss ich erst noch ein bisschen berühmter werden. Aber sie fanden mich toll. Mann, was für eine Auszeichnung. Immerhin vermitteln diese Leute einige der schönsten Menschen der Welt. Ich war echt high. New York und seine crazy Bewohner haben mich in ihren Bann gezogen. Diese Stadt hat mir das Gefühl gegeben, dass ich alles werden, alles erreichen kann.

Der Abschluss meines USA-Besuchs aber war gewissermaßen der Ritterschlag. Für den Bildband *On Christopher Street – Transgender Stories** wurde ich von dem Fotografen und

---

* Erschienen im New Yorker Rizzoli Verlag.

Autor Mark Seliger in Szene gesetzt. Seliger war zehn Jahre lang Cheffotograf des legendären *Rolling-Stone*-Magazins, hat Rocklegenden porträtiert und diverse Kampagnen für andere große Magazine fotografiert. Er ist vielfach preisgekrönt, und Museen in aller Welt zeigen seine Fotografien. Das dicke Werk mit zwei Fotos von mir hat einen Ehrenplatz in meiner Wohnung bekommen.

Ich war wie elektrisiert – und auch zurück in Deutschland konnte ich mich vor Interviews, Homestorys, Reportagen und sonstigen Anfragen kaum retten.

Und dann das: »Sie sind ein Vorbild für uns, Herr Melzer. Ihre Botschaft von Diversität und Toleranz passt zu unserem Unternehmen. Daher möchten wir mit Ihnen einen Werbespot drehen. Ihr Filmpartner wird Heiner Lauterbach sein.«

Ich fass es ja nicht! Mercedes – Heiner Lauterbach – Werbespot – und ich mittenmang. Was für ein Projekt. Was für eine neue, aufregende Zeit. Ich als Grünschnabel neben so einem Star. Ich musste mich ordentlich zusammenreißen, um mir meine Nervosität nicht allzu sehr anmerken zu lassen. Aber Heiner Lauterbach hat es mir dann doch ziemlich leicht gemacht. Dieser Mann hat null Starallüren. Ein ganz feiner Mensch. Aber so ein Dreh für zwei Minuten Sendezeit ist mordsaufwendig. Erstaunlicherweise haben wir uns jedoch recht schnell eingegroovt – und das Team war begeistert. Zwischen Heiner und mir stimmte die Chemie, was dem Spot, glaube ich, auch anzumerken ist. Darauf bin ich echt stolz.

Inzwischen kannten mich Menschen auf der ganzen Welt. Besonders viele Fans habe ich in den USA, in Brasilien, Kanada – und natürlich in Deutschland.

In dieser verrückten Zeit, in der alles auf einmal zu passieren schien und ein Abenteuer das nächste jagte, habe ich viel über mich selbst erfahren. Da ist eine Seite von mir zum Vorschein gekommen, die bislang keinen Raum hatte, die aber immer schon vor sich hinglimmte: Ich bin ein Entertainer. Lass mich tanzen und ich tanze! Ich bin regelrecht aufgelebt, innerlich gewachsen, was nach all den schweren Jahren saugut tut. Für eine Karriere auf dem Laufsteg fehlen mir zwar einige Zentimeter, aber das spielt überhaupt keine Rolle. Modeln, vor der Kamera stehen, den Entertainer geben, das alles macht mir einfach Spaß.

Die Kameras lieben mich, und ich liebe die Kameras. Schon erstaunlich. Habe ich als Yvonne doch *all eyes on me* gemieden wie der Teufel das Weihwasser; jetzt hingegen können die Scheinwerfer gar nicht grell genug strahlen. Mal sehen, was noch so alles kommt. Es bleibt jedenfalls spannend, denn die Abenteuerreise geht ja immer weiter ...

Heute filtere ich die Angebote allerdings kritischer aus. Es sollte schon eine gewisse Klasse haben. Vielleicht ist der Titel »Vize GQ Gentleman«, den mir die *GQ*-Jury kürzlich verliehen hat, ein Fingerzeig. Ben, der Gentleman. Klingt nicht nur stimmig, sondern fühlt sich auch stimmig an.

Medienrausch – Medienkater

Ich bin eine Rampensau, keine Frage. Ein Teil von mir mag es sehr, auf der Bühne zu stehen, Interviews zu geben, gefilmt zu werden. Mich als der Junge aus dem Pott, als den ich mich sehe: ein offener, herzlicher Mensch. Ist das typisch für Transgender? Ich weiß es nicht genau. Aber bestimmt ist es ein Teil unserer Persönlichkeit, extrovertiert zu sein. Ich bin aber auch ebenso ein Kind meiner Generation – und die ist nun mal auf Social Media präsent.

Meine Geschichte zu erzählen, ist allerdings Segen und Fluch zugleich. Es ist natürlich ein bedeutender Teil meines Lebens. Aber ich möchte nicht darauf reduziert werden.

> Manchmal kotzt es mich an, nur »Ben, der Transmann« zu sein. Ich bin so viel mehr als das!

Daher ist mein Verhältnis zur Presse mittlerweile auch sehr ambivalent. Es wurden tolle Reportagen über mich gemacht. Ich habe mit interessanten und guten Journalistinnen und Journalisten gearbeitet. Klar sind es auch die Geister, die ich rief. Aber bevor so ein Hype losgegangen ist, hast du einfach keine Ahnung, wie der ganze Zirkus funktioniert. Ich komme mir manchmal vor wie der Tanzbär in einem sehr schlechten Film. Mit der Kette am Nasenring – oder passt »Kette am Schwanz« besser zu einem Transgender? – werde ich durch die Arena gejagt. So fühlt es sich jedenfalls an. Anfangs war ich noch voller Euphorie. Dachte, dass ich mit all den Dingen, die ich preisgebe, etwas bewirken kann. Und Geld verdienen. Nichts anderes machen nämlich die Hochglanz-Magazine, TV-Sender und Co. Geld verdienen mit den Geschichten anderer Menschen. Total in Ordnung. Sie arbeiten ja dafür, investieren Zeit und Geld. Aber was ist mit mir? Das ist hier jetzt kein Mimimi. Nicht falsch verstehen. Aber wenn man ein Angebot bekommt ...

Die Anschmeichelphase

»Oh ja, wir wollen dich, unbedingt, bla, bla ...«

»Wir bringen dich ganz groß raus, bla, bla, bla ...«

»Wir wollen echt mal Haltung zeigen – du bist unser Vorzeige-Trans, bla, bla, bla, bla ...«

Die Aufwandsphase

»Ja, und dann kommen wir mit fünf Leuten und machen eine schöne Homestory.«

»Ach, können deine Eltern auch? Supi!«

»Ach, kannste mal die Bude hier umräumen, so passt das besser.«

»Ja, könntest du wohl hierherkommen? Und noch mal so und so schauen? Du bist ein Schatz!«

»Dauert etwa zwei, drei Tage – oder fünf.«

Die Honorarphase (meistens sehr kurz)

»Nee, zahlen können wir nur ganz wenig, aber ist ja auch Werbung für dich!«

»Zahlen können wir nichts, aber du kriegst ja richtig *fame!*«

»Nee, die Flüge und das Hotel müsstest du schon selber zahlen. Ist leider einfach nicht mehr im Budget. Alles toootal knapp diesmal.«

Die Ergebnisphase

»Danke, war echt super mit dir.«

»Ach, die Redaktion hat kurzfristig den Plan geändert. Aus den 17 Seiten wird übrigens doch nix.«

Und das ist nur die Kurzversion. Stellt euch vor, ihr würdet euch extra, aber für lau, so viele Tage im Jahr freischaufeln, kurzfristig (am besten gestern) zur Verfügung stehen, mitarbeiten, alles Mögliche möglich machen. Hey, Leute, ich bin selbstständiger Unternehmer. Wenn ich nicht für Geld arbeite, bleibt der Kühlschrank leer. Ich glaube jedenfalls nicht, dass die Chefredakteure und Verleger leer ausgehen, wenn Auflage mit meiner Lebensgeschichte gemacht wird. Trotzdem arbeite ich viele Tage unter- oder unbezahlt. Leider werden auch menschlich gerne Grenzen überschritten (wobei Ausbeutung ja auch nicht gerade menschlich ist). Vielleicht liegt es an dem intimen Thema, dass so manche Journalisten ihre Kinderstube zu Hause oder wo auch immer liegen lassen. Ja, ich bin ein sehr offener Mensch. Ich teile sogar, wie man in diesem Buch lesen kann, persönlichste Erlebnisse und Gedanken. Aber *ich* entscheide dann auch über Grad und Zweck. In diesem Buch bin ich so offen, weil es hoffentlich vielen Transgendern helfen wird. Aber das heißt ja nicht, dass Hinz und Kunz jede Grenze in einem Live-Interview überschreiten dürfen. So à la »der Melzer macht sich nackig, jetzt kommt's auch nicht mehr drauf an«. Ein Beispiel gefällig?

»Wie ist denn dein Sex so?«

Live im Fernsehen, Mikro an, die Nation schaut zu. Fragt mich dieser Reporter doch allen Ernstes nach meinem privaten Sexleben. Völlig aus dem Kontext herausgerissen, also nicht mal in einem Zusammenhang. Der hielt sich für ganz investigativ und clever und dachte sich wohl: So, den Melzer überrasche ich jetzt mal, kommt bestimmt ’ne geile Reaktion. Und die hat er dann auch bekommen. Ich bin schließlich immer noch ein Junge aus dem Pott. Wer blöd fragt, kassiert einen Spruch!

»Na, wie ist denn deiner?«

»Hihihi, das ist ja witzig ... «, versuchte er sich aus der Affäre zu ziehen. Rot geworden ist er dann auch noch, bevor er schnell das Thema wechselte.

Findet ihr das etwa angemessen? Wenn so etwas mit Witz passiert, bin ich der Letzte, der da nicht mitlachen kann. Aber das war einfach nur unverschämt.

Eigentlich darf man mich
alles fragen, es kommt aber
darauf an, *wie!*

Kameraschwenk. Wir sind in New York. Ein TV-Dreh in Brooklyn. Klingt sehr glamourös und aufregend. Ist es anfangs auch. Aber nach zwölf Stunden Dreharbeiten, in denen du durch die Gegend gescheucht wirst, bröckelt das Glamouröse schnell ab. Nur noch hoch konzentrierte Maloche. *By the way:* Wir operierten Transmänner müssen immer ausreichend trinken. Viel trinken, viel Pipi machen, alles schön durchspülen. Nach den ersten sechs Stunden probiere ich, zaghaft darauf hinzuweisen, dass eine Pause angebracht sei.

»Nee, sorry, leider keine Zeit.« Ich, noch das Medien-Greenhorn *from Germany,* lasse mich darauf ein. Mann will ja nicht unprofessionell sein. Die Quittung folgte noch am gleichen Tag. Nix trinken + nix Pipi + Interviews auf kalten Sitzen = Blasenentzündung vom Feinsten. Nun also mal zur Abwechslung ein New Yorker Krankenhaus. Macht ja fast gar nichts ... Von wegen. Alle Entzündungen in diesem sensiblen Bereich können für uns Transmänner leider recht schnell zu Katastrophen werden. Da hilft dann auch kein Brennnessel-Tee mehr.

I've learned my lesson well! Inzwischen habe ich das Business verstanden. »Ah, das Transthema ist gerade *hot,* da machen wir jetzt auch mal was draus.« Auf so ein Pseudo-Interesse steh ich überhaupt nicht. Darum ohne mich, Freunde. So eine Verarsche mache ich nicht mehr mit. Ich überlege genau, warum ich mit wem zusammenarbeite. Faire Bedingungen und ein Mehrwert für alle. Sonst läuft da gar nichts.

Haariges Geschäft

»Für Ihr Alter haben Sie aber eine ganz schöne Denkerstirn.« Wie bitte? Da sitze ich – damals noch als Küchenvertriebler – bei einer Kundin und bekomme diesen Spruch um die Ohren gehauen.

Was für eine unverschämte Kuh! Klar, dass der Rabatt für die neue Küche etwas kleiner ausfiel. Pech gehabt. Ich aber war vollkommen platt. Bis dahin hatte mich meine hohe Stirn gar nicht so belastet. Doch jetzt, da ich mit der Nase direkt draufgestoßen worden war, fand ich es doch krass. Nachdem ich Verblüffung und Ärger etwas verdaut hatte, musste ich mir eingestehen, dass mir diese ehrliche Haut einfach nur einen Spiegel vorgehalten hatte. Eigentlich zählte ich doch schon lange sorgenvoll die ausgefallenen Haare in Waschbecken und Bürste. Dass am Oberstübchen alles lichter wurde, konnte ich mir nicht mehr schönreden. Schuld daran ist das Testo. Das macht die Haare platt. Zumindest auf dem Kopf. Auf einmal machte mir dieses Haarthema richtig zu schaffen. Überall sah ich Glatzen, Geheimratsecken, unfreiwillige Tonsuren. Hilfe! Ich konnte an keinem Schaufenster mehr vorbeigehen, ohne mein Spiegelbild zu überprüfen – und überall ploppte Werbung gegen Haarausfall auf. Ich war angefixt. Mein »Problembewusstsein« wuchs, die Möglichkeiten, mich gegen mein Schicksal zu wehren, mehrten sich … Zwei Jahre zuvor hatte Fußballtrainer Jürgen Klopp seine Haarverdichtung öffentlich gemacht. Seitdem geisterte auch er als Beispiel und Vorbild durch die Medien. Kloppi mit vollem Haupthaar dank Haartransplantation. Jetzt hieß es für mich volles Rohr Recherche. Ganz vorn mit dabei: die Angebote aus der Türkei.

»Yeah, komm zu uns, ganz billo, ganz easy, ganz fix.« Tatsächlich war es erheblich günstiger als in deutschen Kliniken. Da schaute ich alter Preisfuchs natürlich genauer hin. Doch schnell rückte mir die Realität die Brille zurecht.

Hier ging es schließlich nicht nur um Optik, sondern auch um Gesundheit und Sicherheit. Was ist denn, wenn das in die Hose geht?, fragte ich mich. Wie sehe ich dann aus? Muss ich dann mit so einen Pisspott-Pony rumlaufen?

Nee, nee, Leute, ganz ehrlich. Ich lass mir doch nicht die Haare reintackern in den Schädel – und dann muss ich mich womöglich mit der türkischen Gerichtsbarkeit anlegen. Oder ich fange mir was ein, was mir die Kopfhaut weggammeln lässt. Allein die Vorstellung. Ich bin immer für gute Geschäfte zu haben, aber das schien mir überhaupt kein guter Deal. Das sind mein Kopf und mein Leben, da gehe ich weder Risiko noch Kompromiss ein. Das ist teuer. Da es sich um einen kosmetischen Eingriff handelt, muss die Haartransplantation nämlich selber bezahlt werden. Andererseits fühlte ich mich einfach zu jung, um mich schon mit der kahlen Platte abzufinden. Immerhin muss man so eine Haartransplantation nur einmal machen. Denn die neu eingepflanzten Haare wachsen ja ganz normal weiter.

Ich suchte weiter und fand schließlich HAIRMEDIC in Dortmund. Und wie ich so bin, habe ich einen Termin spontan für den nächsten Tag festgemacht.

Ich war nervös und neugierig, als ich durch die gläserne Tür der Klinik schritt. Was mir sofort angenehm auffiel, war der nette Empfang. Und zwar von allen Beteiligten. Der Seniorchef persönlich holte mich ab. Über eine Stunde verklickerte er mir das Prozedere. Auch mit den Kosten hielt er nicht hinter dem Berg. Ja, erklärte er, das kostet viel Geld.

Aber es ist eben auch viel Arbeit, weil jedes Haar einzeln eingepflanzt werden muss. Es fühlte sich überhaupt nicht an wie ein Abzock-Verkaufsgespräch, weshalb ich mich, ohne weiter zu zögern, dafür entschied, meinem haarigen Leidensdruck ein Ende zu machen. Am liebsten wäre ich gleich dageblieben. Das war natürlich Unfug, aber nur zwei Wochen später war es endlich so weit. Würde es wehtun?, fragte ich mich. Ich kann es euch ja schon mal verraten: Eigentlich ist es wie beim Zahnarzt. Die Betäubungsspritze ist noch fies, die Behandlung hingegen meistens auszuhalten.

Nachdem der Arzt und ich meine Haarlinie besprochen hatten, geht es los. Apropos Haarlinie: Die ist bei jedem individuell. Und wer nicht scheiße aussehen möchte, hält sich tunlichst daran. Sich plötzlich einen tiefen Wunschhaaransatz zu klöppeln, wo vorher keiner war, sieht hinterher mindestens komisch aus.

Dann liege ich endlich in Bauchlage auf der Behandlungsliege, die auserkorenen Stellen werden rasiert, betäubt – und schon geht es los mit der Piekserei. Au je, da muss man schon kurz die Arschbacken zusammenkneifen. Aber ich weiß ja, wofür ich das mache.

Die einzelnen Haare werden von meinem Haarkranz – also von Hinterkopf und Seiten – entnommen (im Fachjargon heißt's »gestanzt«), um dann an ausgesuchten Stellen neu angepflanzt zu werden. Wie in einem kleinen Haargarten: Stauden teilen, entnehmen, neu anpflanzen ... Guck mal, was da wächst. Bei mir wird die FUE*-Methode angewendet, eine Einzelhaarentnahme. Die Einheit, in der gearbeitet wird,

---

* *Follicular Unit Extraction.*

wird Graft genannt. Das sind kleine Follikel, Hautpartikel, in denen sich noch Haare befinden. Je mehr Grafts, desto länger dauert das Ganze.

Das wenige Haar scheint uns Melzer-Männern übrigens in die Wiege gelegt zu sein. Mein Opa zum Beispiel hatte oben schon eine Glatze, während er hinten und an den Seiten einen buschigen Haarkranz sein Eigen nannte. Perfekt, um davon Haare zu entnehmen.

Der erblich bedingte Kahlschlag sucht sich gerne die Krone. Der Kranz hält oft Jahrzehnte länger. Nach der Entnahme wird mir eine Verschnaufpause gegönnt. Kleiner Imbiss, Pipi machen, und weiter geht's.

Zum Einsetzen wechsele ich einen Stuhl, um eine Sitzliege-Position einzunehmen. Um mir die Zeit zu vertreiben – Angst habe ich schon keine mehr –, höre ich per Kopfhörer ein *Die drei ???*-Hörbuch und schlummere dabei ein. Als ich erwache, habe ich meine Haare wieder! Ungläubig starre ich mein Spiegelbild an.

Was für ein herrliches Gefühl, als draußen der Novemberwind durch die Friese weht …

Die folgenden neunzig Tage sind allerdings noch mal spannend. Akzeptiert der Körper die Eigenspende, oder stößt er sie wieder ab? Täglich begutachte ich kritisch Kamm und Kopf. Aussagekräftig war das schon, aber es gab noch eine bange Übergangsphase. Die nannte ich gerne den »Gerupftes-Huhn-Look«, einige Haare fielen aus, andere wuchsen oder kamen neu hinzu. Hm, bisschen blöd für mein *Men's-Health*-Cover-Shooting, das im Januar anstand. Aber der Melzer-Bub, nie um eine Idee verlegen, besorgte sich »Schütthaar«. Mogelhaare, mit denen ich die Defizite zumindest kurzfristig vertuschen konnte.

Nach vier Monaten aber hatte ich eine geschlossene Haarpracht und die Gewissheit, dass sie bleibt. Die Zeit der Kurzhaarrasur war vorbei. Nichts musste mehr kaschiert werden. Endlich konnte ich sie wieder wachsen lassen.

Der ebenso kompetente wie freundliche Seniorchef und ich blieben in Kontakt. Das HAIRMEDIC-Team hat natürlich auch genau verfolgt, wie ich die neue Frisur auf dem Cover präsentierte. Ha! Wer hätte gedacht, dass mir die hohe Stirn sogar einen tollen Job einbringt. Gerade in dem Moment, als ich nach einer neuen beruflichen Herausforderung suchte. Hier war sie. Seitdem ist es mein Hauptjob, anderen lichten Köpfen zu neuen Schöpfen zu verhelfen. Passt.

Totalschaden

Sieben Jahre lang hatte ich ein richtig schönes Leben – so komplett wie ich jetzt war – und eine wunderbare Frau an meiner Seite. Beruflich war ich auf der Erfolgsspur, kurz davor, mir mit meiner CrossFit Box nicht nur ein neues Standbein aufzubauen, sondern auch einen Traum zu erfüllen. So konnte ich meiner Sportleidenschaft endlich wieder mehr Raum geben, als Trainer und Coach. Doch dann ging die Penispumpe kaputt. Anfangs noch ein übersichtlicher Schaden, denn bei einem der beiden Hohlstäbe meiner AMS 700 war die innere Membran gerissen, sodass die Kochsalzlösung nicht mehr vernünftig zurückfließen konnte. Könnte beim Sex passiert sein. Eine Art Getriebeschaden. Irre aufwendig zu reparieren, aber machbar. Meinten auch die Ärzte, die zuerst nur den kaputten Stab austauschen wollten. So weit der Plan. Es war zwar ärgerlich, schließlich hatte ich auf drei weitere ruhige Jahre gehofft, da so eine Pumpe eigentlich zehn Jahre halten soll.

Ist wohl wie bei einem Automotor: Der eine hält zweihunderttausend Kilometer, der andere nur einhunderttausend, je nach Fahrweise, Bauweise und Technik.

Nun also kurz für einen Boxenstopp zum TÜV nach München, Stab austauschen und fertig.

Dachte ich zumindest.

Doch wenn man schon mal dabei sei, könne man ja auch gleich den zweiten Stab austauschen. Das Reservoir, die Ballonpumpe im Bauchraum, hingegen solle an Ort und Stelle bleiben, meinten die Chirurgen.

So weit, so schlecht. Denn die ganze Angelegenheit wollte und wollte nicht verheilen. Es war, als hätten mich alle meine guten Kräfte verlassen. Ein Keim hatte sich eingenistet, der jedem Antibiotikum widerstand. Es folgte das für mich schlimmste Jahr seit Ende der Transformation. Die Wundheilungsstörung breitete sich aus. Penispumpe raus, Penispumpe wieder rein, alles Spülen, Erneuern, Behandeln brachte keine Besserung. Und als wäre das noch nicht genug, entwickelte sich ein übler Abszess am Hoden, der dann auch geräumt werden musste. Die Ärzte bekamen es einfach nicht in den Griff. Und ich war am Ende.

Ein eingeschränktes Sexleben konnte ich kompensieren, darin hatte ich schließlich Übung, aber der Alltag war eine Scheißprüfung. Wahnsinnsschmerzen, Entzündungen, Fieber, chronische Blasenentzündung. Es endete mit einer Notoperation nach einer neunstündigen Fahrt in die Münchener Klinik. Fast ein Jahr lang war ich mehr oder weniger außer Gefecht gesetzt, weil ich immer wieder ins Krankenhaus nach München musste. Da ich meistens außerstande war, selber zu fahren, musste ich meine Freundin, meine Mutter oder Freunde fragen, ob sie mich »mal eben« die siebenhundert Kilometer nach München und später wieder zurückshutteln konnten. Das hatte natürlich Nebenwirkungen. Meine Beziehung und mein Einkommen litten ebenso wie meine Laune, meine Seele und meine Pläne. Trotzdem eröffnete ich zwischen zwei Klinikaufenthalten mal eben meine CrossFit Box. Eigentlich famos. Ein Grund zum Feiern. Das klappte allerdings nur mit zusammengebissenen Zähnen und viel Disziplin. Ich bin ja nicht gerade gut darin, still in einem Krankenhausbett zu liegen. Das aber war ein Jahr lang ein Großteil meines Alltags.

Weit weg von zu Hause, was auch heißt, dass dich kaum ein Mensch besuchen kann und du mit deinen Gedanken, Sorgen und Schmerzen auf dich allein gestellt bist. Ich vermisste meine geliebte Sissy, die alles tat, um mich durch diese verflucht schwere Zeit gut zu begleiten. Aber auch sie konnte die Geduld des Arbeitgebers nicht unendlich strapazieren. Da willst du dein Business voranbringen, stattdessen bist zu Untätigkeit verdonnert. Das waren düstere Stunden. Nirgends Licht am Ende des Tunnels. Da unten ist die Fläche zum Operieren ja auch nicht wirklich groß – und es wird auch nicht besser, je mehr daran herumgeschnippelt wird. Ich fühlte mich erbärmlich, hilf- und haltlos. Da bin ich mental und körperlich echt an meine Grenzen gekommen.

»Herr Melzer, wir sollten die Pumpe komplett rausnehmen. Ihr Körper muss sich jetzt erst einmal erholen. Das hat so keinen Sinn.«

Meine schlimmste Befürchtung war eingetreten, gleichzeitig aber war ich heilfroh. Ich konnte nicht mehr.

Meine Ärzte hatten völlig recht.

Ich bin jemand, der viel akzeptieren kann und eigentlich immer positiv ist. Treffen die Ärzte Entscheidungen, hinterfrage ich die zwar, nehme jedoch auf jeden Fall ihren Rat an, auch wenn er in dem Moment hart sein mag, denn zu meinen Operateuren habe ich uneingeschränktes Vertrauen.

Schiefgehen kann immer etwas, dagegen ist die beste Klinik nicht gefeit.

Die Frage ist aber: Was machen sie daraus? Wie gehen sie mit mir als Mensch um?

»Wenn das der einzige Weg ist«, sagte ich deshalb, »dann ist es eben so.«

Nein, ich bin nicht zusammengebrochen. Auch wenn die Aussicht, ein leeres Bockwürstchen in der Hose zu haben, alles andere als rosig ist. Aber was bringt es, herumzuheulen? Was sind neun Monate Heilung gegen den Rest meines Lebens? Klar ist das Kacke, aber wat willste machen? Was wäre die Alternative? Melzer, spornte ich mich an, dein Weg ist Stärke und Zuversicht. Und die Entscheidung sorgte immerhin für Klarheit und ein neues Ziel.

Ihr glaubt ja nicht, was diese verdammten Schmerzen da unten für mich im Alltag bedeuten. Es geht ja nicht nur um Sex, sondern auch um ganz alltägliche Empfindungen und Bewegungen. Wenn ich nicht in der Lage gewesen wäre, mich immer wieder selber zu bestärken – ich wäre längst zugrunde gegangen. Schmerzen können einen in den Wahnsinn treiben.

Ich war an einem Punkt angelangt, wo ich nur hoffte, einfach normal sitzen zu können ...

Als ich ausgeräumt, sprich das komplette Pumpensystem draußen war, habe ich wieder nach vorn geschaut.

»Drei bis vier Monate lang sollten Sie Ihrem Körper jetzt eine Pause gönnen, damit er sich erholen kann«, lautete der ärztliche Rat. Ich habe daraus acht Monate gemacht. Früher ging es einfach nicht, denn meine mentale Erschöpfung und meine OP-Müdigkeit hatten mich fest im Griff. Diesmal würde ich auf Nummer sicher gehen.

Dieser Abschnitt steht fast am Ende meines Buches, an dem wir in dieser Zeit gearbeitet haben. Die intensiven Gespräche offenbarten meine jeweilige Stimmung und die

Phase, durch die ich gerade durchmusste. Das war teilweise nicht der Ben, der ich sonst bin. Wo war der fröhliche, optimistische Mann, der immer für einen lässigen Spruch gut ist? Seine eigene Geschichte in ein Buch zu bringen, ist eine Herausforderung. Vor allem, wenn man wie ich den Anspruch hat, ganz offen zu sein. Man macht sich nicht nur nackig, sondern durchlebt alles noch einmal, da werden die tiefsten Tiefen durchgekaut, Albträume beschworen, aus allen Ritzen des Herzens wird die Scheiße herausgepult. Jede Seite des Lebens wird aufgeblättert, der Schorf von jeder einzelnen Narbe abgerissen. Ich fühlte mich wie rohes Fleisch. Auch für meine Eltern war es ein schwerer Prozess. Und es tat weh. Uns allen. So ein Buch ist wie eine Familientherapie. Liebe und Schmerz, Verletzung und Wut. Alles ganz nah beieinander. Letztlich halten uns starke Bande zusammen. Das haben wir gerade mal wieder deutlich gespürt.

Die heiße Endphase des Manuskripts fiel in die Woche meiner letzten Operation. Es war eine megastressige und tief emotionale Zeit. Arbeitsdruck, Zeitdruck, OP-Druck. Heilige Scheiße. Vor der Operation hatte ich diesmal richtig Angst. Mein Penis war zwar nur eine leere Hülle, jedoch endlich wieder eine heile Hülle ohne Schmerzen. Wer hätte gedacht, dass ich mich darüber einmal freuen würde.

Mit all meiner Angst im Gepäck bin ich nach München gefahren. Dabei gab es noch so viel zu tun. Noch am Abend vor dem Eingriff sollte ich die fehlende Danksagung schreiben. Mir fehlte nicht der Dank, aber die Kraft für die Worte. Die Vollnarkose erlöste mich ...

Drei Tage lang durchschritt ich noch mal ein Tal. Aber jetzt bin ich wieder da. Alles ist wieder drin. Der Totalschaden behoben. Ben Melzer ist wieder aufgestanden.

Mein Engel

Sissy. Meine Traumfrau, meine Gefährtin und meine beste Freundin. Ohne sie hätte ich das vergangene Jahr kaum bewältigt. Als im Dezember 2018 wieder eine OP in München anstand, fiel diese auf den gleichen Tag wie der errechnete Geburtstermin ihres Neffen. Und Sissys Schwester wohnt in Berlin. Trotzdem bestand Sissy darauf, mich nach München zu bringen. Da zu sein, wenn ich aufwache, um erst dann wieder nach Berlin zu düsen. Davon konnte ich sie um keinen Preis abbringen.

»Du bist mein Mann, und ich bin da für dich. Oder möchtest du nicht von mir in München abgeholt werden? Möchtest du nicht, dass ich da bin?«

Doch, das wollte ich. Aus vollstem Herzen. Es fühlt sich fabelhaft an, wenn jemand dich so uneingeschränkt liebt. Dabei war es lange Zeit undenkbar für mich, so zu empfinden.

Anfangs konnte ich es gar nicht so zulassen. Ich war es einfach nicht gewohnt; meine Ex-Freundin ist ja auch ein ganz anderer Typ. Sie hat es nicht so mit *caring*. Als ich meine entscheidende schwere OP hatte und drei Wochen im Krankenhaus lag, ist sie nicht ein einziges Mal zu Besuch gekommen. Egal ob zu Weihnachten, zu Silvester oder zu meinem Geburtstag. Das habe ich nie verstanden, und es hat mich verletzt. So wollte ich nie wieder behandelt werden. Also habe ich nach der Trennung erst mal hohe Mauern um mich errichtet und mein Herz zubetoniert.

Dann trat jedoch Sissy in mein Leben. Kennst du das, wenn dir eine Frau den Atem raubt? So ist es mir ergangen.

Eine Wahnsinnsausstrahlung. Als wir uns kennenlernten, war ich Single und wollte nach sieben Jahren Beziehung richtig die Sau rauslassen. Zuerst war mein Interesse an Sissy rein körperlich. Dachte ich jedenfalls. Ich fand sie total sexy und wollte diese unglaublich schöne Frau unbedingt erobern.

Allerdings gab es da auch diesen magischen Funken zwischen uns, der mich anfangs irritierte. Wir kamen uns näher, und es wuchs etwas, was ich nicht näher bestimmen konnte. Hey, jetzt bloß keine Beziehung, ermahnte ich mich und wollte mich in Sicherheit bringen. Ich hatte ja noch den Duft von Freiheit in der Nase. So begann ein monatelanges Katz-und-Maus-Spiel. Volles Drama. Haben-wollen-flüchten-haben-wollen-flüchten. Sissy war für mich wie der Endgegner. Und wir beiden Steinböcke knallten natürlich immer volle Kanne mit den Hörnern zusammen. Was war das bloß mit uns? Das hatte ich so noch nie erlebt. Ich hatte sogar Schiss, mit einer so wunderschönen Frau zu schlafen. Denn so viel Erfahrung mit Frauen hatte ich dann ja auch wieder nicht. Wer weiß, was die schon für tolle Männer gehabt hatte. Melzer, der Aufreißer, der Frauenbetörer, war plötzlich ziemlich verunsichert. Das kannte ich gar nicht von mir in Bezug auf Frauen. Richtig eingeschüchtert. Ich, der ich nicht gerade auf den Mund gefallen bin. Aber bei Sissy war alles anders. Ich musste mit Alkohol nachhelfen, mir Mut antrinken, wobei ich mich aber verschätzt und zu tief ins Glas geblickt hatte. Darum begann die Nacht der Nächte für mich auf dem Klo. Mir war kotzübel. Dennoch kam es wenige Stunden später zum Showdown. Tusch und hurra! Eigentlich hätte jetzt alles toll sein können. Aber nicht mit uns beiden Dramaturgen. Wir haben lieber weiter Fangen und Loslassen gespielt. Meine Güte, was für ein Hin und Her.

Und dann begann auch noch das Prothesen-Desaster. Noch eine Baustelle mehr. Natürlich wollte ich alles mit mir selber ausmachen. Da hatte ich die Rechnung aber ohne Sissy gemacht. Die hat sich richtig ins Zeug gelegt und alles für mich gemacht. Ich saß in der Scheiße. Sissy war da. Dabei hatte ich immer noch meine Stacheln ausgefahren. Das interessierte sie aber gar nicht. Sie machte einfach weiter, riss die Mauern ein und kämpfte sich in mein Herz.

In guten wie in schlechten Zeiten, heißt es. Erst durchlitten wir schlechte Zeiten. Wurden auf diese Weise zu einer Einheit. Und ab jetzt genießen wir hoffentlich lange, lange viele gute Zeiten miteinander.

Das sagt Sissy ...

Ben ist mein Mann – nicht mein Transmann.

Mir wurde ein Foto gezeigt. Darauf waren mehrere sehr attraktive Typen zu sehen, aber mein Blick blieb gleich an Ben haften. Wow, war das eine Sahneschnitte! Ich fand ihn megaattraktiv. Diese Augen, der Körper. Richtig sexy.

»Der war übrigens mal eine Frau.«

Marvins Botschaft war der Hammer. Dieser durchtrainierte, kantige, sexy Typ soll ein Mädchen gewesen sein? Ich konnte es nicht fassen. Bis dahin hatte ich sehr wenig vom Thema Transgender mitbekommen. Ja, ich wusste, dass es so etwas gibt, aber war niemals vorher damit in Berührung gekommen. »Verarsch mich nicht!«

»Doch, glaub mir.«

Für mich war es jedoch unvorstellbar, dass Ben früher eine Frau gewesen sein soll.

Die Geschichte unseres Zusammenkommens könnte ein komplettes Buch füllen. Zwei Steinböcke mit verletzten Herzen treffen aufeinander. Drama, Drama, Baby ... Wir haben uns erst einmal abgestoßen und auf Deibel komm raus versucht, bloß nicht zusammenzukommen. Klingt ein bisschen paradox. Aber er erschien mir auch unerreichbar zu sein. Es war einfach zu unwirklich. Dieser tolle Mann. Ein erfolgreicher Influencer. Von Frauen umschwärmt. Was sollte der denn mit mir anfangen? Ich war damals erst 22. Und um mein Selbstbewusstsein war es nicht besonders gut bestellt, da ich gerade eine schmerzhafte Trennung hinter mir hatte. Eine hohe Schutzmauer sollte mir helfen, mich vor weiteren Verletzungen zu schützen. Das wollte ich nie wieder erleben.

Unseren Anfang machte das allerdings nicht gerade leichter.

Ich bin Ben dann auf Instagram gefolgt. Habe die ersten Posts kommentiert, geschrieben. Irgendwann habe ich auf seine Storys reagiert. Ein bisschen anhimmeln aus der Ferne konnte ja nicht schaden. Über gemeinsame Freunde kamen wir dann auch persönlich in Kontakt. Es britzelte zwischen uns. Das konnte ich spüren. Dann lud er mich zu einem Event ein.

Für mich hatte er einen *Fame*-Status, ich habe ihn regelrecht auf ein Podest gestellt. Niemals hätte ich gedacht, dass da mehr als laues Interesse seinerseits sein könnte. Sicherheitshalber tauchte ich mit einem sehr gut aussehenden Kumpel bei der Veranstaltung auf. Natürlich war da auch Provokation dabei. Ich wollte Bens Reaktion testen.

Ich hatte einen sehr schönen Auftritt, denn der Kumpel und ich mussten so ein bisschen um die Kurve kommen und sind dann direkt auf Ben zugelaufen. Vorhang auf – ich bin da. Dieser Moment war so magisch, so besonders, dass ich immer wieder ganz gerührt bin, wenn ich daran denke. Ben sah so toll aus. Dieses wunderschöne, herzliche Lächeln hat mich direkt ins Herz getroffen.

Und gleichzeitig sah ich seine Irritation, dass ich mit einem Typen aufgetaucht bin. Treffer!

An diesem Abend war total viel los, mit Kameras und Filmteam und so. Ben war fast immer von irgendwelchen Leuten umringt, sodass wir kaum Gelegenheit hatten, in Ruhe miteinander zu sprechen.

Aber es hatte eindeutig gefunkt zwischen uns.

Plötzlich kam Verena, Bens beste Freundin, zu mir.

»Ist das dein Freund?«, fragte sie mit Blick auf den gut aussehenden Max an meiner Seite.

»Nein, wir sind Kumpel.«

Damit war das auch schon mal geklärt.

Als Ben mich kurz darauf zum Geburtstag seines Freundes einlud, schlug mein Herz schon schneller. Ben kam sogar extra nach Düsseldorf, um mich abzuholen. 45 Minuten hin und wieder zurück. Der Abend war ein Traum. Tanzen, lachen, Spaß. Ben hat viele langjährige, innige Freundschaften. Das spürte ich bei diesem Fest. Ich war total aufgeregt, aber das legte sich, sobald wir tanzten. Wir tranken Wein, genossen das heftige Knistern zwischen uns.

Es war schon ziemlich spät, als das Spiel *Wie hoch ist die Wahrscheinlichkeit?* in unserer Runde aufkam.

Dabei werden pikante, lustige, schräge Fragen gestellt, die eine schnelle Reaktion erfordern. Die Einschätzung erfolgte anhand von Zahlen: fünf ist sehr hoch, zwanzig sehr niedrig.

»Wie hoch ist die Wahrscheinlichkeit, dass Ben und Sissy sich küssen?«

Wie bitte?

Mein Herz setzte für einen Moment aus, um dann nur umso schneller zu schlagen. Hui, was für ein aufregender Moment. Aber er kam zu früh. Wir uns küssen? Ne, ne, ne. Gekicher, rote Ohren, beide wiegeln wir ab.

Sehr viel später, als wir mal über die Situation gesprochen haben, hat Ben mir gestanden: »Wärst du nur einen Zentimeter auf mich zugekommen, ich hätte dich schon an diesem Abend geküsst.«

Als er mich an diesem Abend nach Hause fuhr, haben wir uns auf der Fahrt so gut unterhalten. Auch über Sex, ganz unbefangen. Ben ist ein Bild von einem Mann. In dem Zusammenhang habe ich gar nicht darüber nachgedacht, ob da bei ihm etwas anders sein könnte. Da wird schon alles da sein. Eier, Penis – alles, was Mann eben so hat. Hätte ich aber auch nicht einfach so angesprochen. Aus Respekt. Andere Typen frage ich ja auch nicht: »Und bei dir so?« Das muss zur Situation passen.

Um vier Uhr morgens kamen wir in Düsseldorf an, aber ich wollte ihn nicht die weite Strecke zurückfahren lassen. Ohne Hintergedanken habe ich ihm meine Couch angeboten. Auf der Treppe nach oben hat er meine Hand gehalten. Da die Couch zu unbequem war, durfte er schließlich zu mir ins Bett kommen. Aber »so« weit waren wir noch lange nicht. Mit einem Sicherheitsabstand schliefen wir ein, wachten aber Arm in Arm auf.

Allmählich kamen wir uns näher. Ich fand Ben heiß, konnte aber auch nicht deuten, was genau das zwischen uns war. Wir waren ja beide gebrannte Kinder, wollten vorsichtig sein, spürten jedoch gleichzeitig eine unheimliche Anziehung. Ben war so reif, so erwachsen. Ein Mann durch und durch. Und mit 31 der älteste Typ, den ich je gedatet hatte. Nicht, dass ich mich zu jung fühlte. Durch meine Schwester, die fast acht Jahre älter war als ich, hatte ich immer schon einen älteren Freundeskreis und fühlte mich reifer. Trotzdem wird man schnell als junges Ding abgestempelt. Ich wollte aber ernst genommen werden.

Also machten wir uns über Monate gegenseitig wahnsinnig und waren äußerst kreativ im Ausdenken immer neuer Psychospielchen. Ja, nein, doch – oder lieber nicht?

Dann war es so weit.

Ich hatte an dem Abend auf einem Eventschiff gejobbt. Ben war noch mit seinen Kumpels in einem edlen Klub, als ich endlich Feierabend hatte. Sollte ich noch hin oder lieber ins Bett? Ich rief ihn an. Oh, der hatte aber schon ganz schön getankt. Ich war kurz davor, abzusagen, als der Satz fiel: »Ich werde hier gerade extrem nett angeflirtet. Wenn du nicht kommst, geh ich mit ihr nach Hause.« Spinnt der? Was soll das denn jetzt? Meine Alarmglocken schrillten. Nach dieser Botschaft konnte ich unmöglich ins Bett.

Im strömenden Regen stand ich wenig später vor dem Klub. Ratet, wer mich nicht draußen abholte? Ich rief wieder an.

15 Minuten später stehe ich immer noch draußen.

Spielt er, oder will er mich provozieren?

Als Ben endlich rauskommt, sehe ich auf den ersten Blick, dass es keinen Clubabend mehr geben wird. Ben ist voll. Na super. Ich verfrachte ihn ins Taxi.

Boa, ich hab echt keinen Bock auf den Typen. Ich bin nüchtern und einfach nur noch genervt.

Aber Ben gelingt es, mich mit seinem Charme weichzukochen.

Im Treppenhaus müssen wir so lachen, weil er so torkelt.

Im zweiten Stock gehen wir eng umschlungen.

Im dritten Stock fangen wir an zu knutschen.

»Au Mann, ich glaub, ich muss kotzen«, sagt Ben, als wir in der Wohnung sind.

Na, das ist ja großartig. Abrupt ist die erotische Stimmung verflogen. Aber was nützt es. Ich will ihm helfen, doch das ist ihm zu peinlich.

Derweil schmolle ich im Schlafzimmer. Was für ein großer Mist. Langsam habe ich die Nase voll von diesem Hü und Hott. Ob das jemals was wird mit uns? Na, wenn schon, denke ich, wenn's nichts wird, dann möchte ich jetzt wenigstens einmal mit ihm Sex haben. Ich hab diese ganzen Spielchen mitgemacht, da kann ich das nun auch mitnehmen.

Ich will einfach wissen, was ich verpassen würde ... Während unseres ewigen Vorgeplänkels hatte ich mich nämlich nicht nur gedanklich mit dem Thema auseinandergesetzt. Ich wollte ja vorbereitet sein. *How to sleep with a transgender?*

Muss ich auf etwas achten? Wo spürt er was? Kann ich etwas falsch machen? Kann ich was kaputtmachen? So viele Fragen. Ich wollte ihm kein blödes Gefühl geben und selbst nicht wie ein Trottel dastehen, sondern eine gute Liebespartnerin sein. Deswegen hatte ich das Internet durchforstet, um hilfreiche Informationen zu sammeln. Wen hätte ich denn fragen sollen? Ben ging damals ja nicht. Im Netz hatte ich allerdings nichts gefunden. Das fand ich merkwürdig.

Nun gut, dann muss ich eben auf mein Gefühl vertrauen ...

Als Ben nach einer ganzen Weile zu mir ins Zimmer kommt, geht es ihm bedeutend besser. Er hat geduscht, Zähne geputzt. Haha, der will sich die Gelegenheit auch nicht entgehen lassen. Wir wollen es beide. Ganz klar.

Wieder küssen wir uns leidenschaftlich – und dann lasse ich es einfach flowen. Alle Gedanken ausgeschaltet. Es gibt nur noch diesen wunderschönen, tollen Mann und mich. Pure Lust und Leidenschaft. Sex, wie Sex im besten Fall sein soll. Nichts fühlt sich anders an, es ist nur wundervoll.

Ben hat den Praxistest bestanden – eindeutig.

Ich kann das jetzt auch gerne noch mal für alle, die selber in die Situation kommen werden und unsicher sind, beschreiben. Ich verfolge ja auch, was die Betroffenen in Bens Community fragen.

Sein Penis ist genauso warm und fest wie ein biologisch entstandener Penis. Man spürt keinen Unterschied. Diese erste Nacht war keine Nacht für Experimente, sondern reine Hingabe. Und weil es so schön war, ging es auch am nächsten Morgen weiter ...

Normalerweise beginnt an dieser Stelle eine rosarote Lovestory. Aber nicht bei uns. Der Sex war großartig, doch dann kamen unsere Sturköpfe und die Ängste wieder durch.

Wir hatten beide Angst vor einer festen Beziehung.

Je mehr Gefühle ich für Ben entwickelte, umso größer meine Angst. Also gingen wir wieder etwas mehr auf Abstand.

In der gleichen Woche trat die erste Komplikation mit der Prothese auf. Ich sorgte mich, als Bens Kumpel. Er ließ es aber nicht zu. Na danke schön, du Arsch.

Wir hatten unsere Krise gleich vorab.

Irgendwann in unserem Dramolett checkten wir sogar ab, welche Form von Beziehung für uns infrage kommen könnte.

1. Eine gute Freundschaft
2. Wir können auch einfach geilen Sex haben.
3. *All inclusive* - eine wunderbare Partnerschaft voller Fürsorge, Vertrauen, Rückhalt, in der Ängste und Sorgen, Fun und Lust geteilt werden.

Zu einem Ergebnis kamen wir trotzdem monatelang nicht. Wir sprangen immer zwischen den drei Möglichkeiten hin und her. Bis ich irgendwann nicht mehr konnte und wollte. Es musste ein Ende haben. Das hier machte uns ja beide völlig fertig.

Ich zog die Notbremse. Aus und vorbei. Funkstille.

Und dann klingelte es eines Tages an meiner Wohnungstür. Ich hatte niemanden erwartet.

Da lag ein Päckchen. Durchs Fenster sah ich noch Bens Auto. Was sollte das denn? In Flip-Flops bin ich noch schnell die Treppe runter, aber da war er schon weg.

Wollte er mich verarschen?

In dem Päckchen lagen nur zwei Dinge. Eine weiße Zahl aus Holz – eine 3! – und ein handgeschriebener Liebesbrief.

Ich habe nur noch geweint. Ich war so berührt und meine Mauer für immer eingerissen. Seit diesem Augusttag sind wir ein richtiges Paar. Seitdem passt kein Blatt mehr zwischen uns.

Mensch Ben

Manchmal kotzt es mich an, nur »Ben, der Transmann« zu sein. Ich bin so viel mehr als das! Bis heute ist es so, dass ich mit all den Begrifflichkeiten nicht viel anfangen kann. Es fällt mir total schwer zu sagen, dass ich Transgender bin. Nicht weil ich das verleugne, sondern weil ich mich immer fühle, als müsste ich mich erklären, rechtfertigen. Ich bin aber keine wandelnde Dauer-Entschuldigung auf zwei Beinen. Ich bin keine Schublade, kein Opfer, kein Freak, nicht anders. Ich bin männlich – und Mensch. Nichts anderes war ich damals und bin ich heute. Könnt ihr euch vorstellen, wie diese engen Schubladen sich anfühlen? Das kann niemand, solange er nicht selber darin eingesperrt ist. Oder andersherum gesagt: Stellt euch doch mal vor, ihr, die ihr biologisch ohne den Chromosomenkinken geboren seid, müsstet euch jeden Tag genau dafür rechtfertigen. Danach leben und handeln.

Seit mehr als dreißig Jahren ist das mein Thema. So viele Operationen, so viele Zweifel, so viele Ängste. Irgendwie muss jetzt auch mal gut sein. Vielleicht ist das auch der Grund, warum ich keinen Bock darauf habe, Ikone einer Bewegung zu werden. Weil ich auch mal einfach Ben, der tolle Mensch, Ben, der tolle Mann, und später Ben, der tolle Vater und Ehemann, sein möchte.

»Sie wissen aber schon, dass sie mit diesem Schritt eine Dauerbaustelle bleiben, oder? Das würde ich mir ja noch mal gut überlegen!« Das hat tatsächlich eine Psychologin zu einem jungen Transmann gesagt, der mir auf Instagram folgt. Er war ganz niedergeschlagen, das hörte ich aus seiner Nachricht heraus, die er in dem Feed hinterließ. Warum? Warum muss eine Fachfrau so einen Bullshit reden? Das ist doch in der heutigen Zeit wirklich nicht mehr nötig. Warum einen fragenden, suchenden, unsicheren Menschen, der mental schon am Boden liegt, der einfach nur ganz sein möchte, noch kleiner stampfen? Ich fühlte mich an meine Jugend erinnert.

Ja, ich möchte diesen Teil meiner Geschichte oft hinter mir lassen. Andererseits möchte ich aber auch gerne in der Öffentlichkeit stehen, denn das ist Teil meiner Geschichte, Teil meiner Identität. Diese Ambivalenz hat mich durch mein ganzes Leben begleitet und wird wohl erst aufhören, wenn die Gesellschaft bereit ist, nicht mehr in Geschlechtern zu denken, sondern in Menschen.

Also steh gefälligst dazu, Melzer! Brust raus. Lass es an dir abprallen. Heute habe ich die Power. Ich bin total glücklich mit mir. Wer kann das schon von sich behaupten ... Guck mich an, was aus mir geworden ist: Ich weiß, wer ich bin! Das ist der Grund, warum ich nicht ständig auf meiner Transmannschiene reiten möchte. Ich bin ein Typ. So habe ich mich immer gesehen. Wenn ich dann wieder Videos von mir teilen muss, in denen gesagt wird: »Hey, das war ein Mädchen«, ist es nach wie vor schwer für mich. Aber auch das werde ich überwinden.

Bis heute gibt es in meinem Umfeld Menschen, die meine wahre Herkunft nicht kennen. Aber das werde ich nun ändern, weil ich heute die Kraft dazu habe. Ich werde mich hinstellen, mit meinem Buch in der Hand, und meine Botschaft in die Welt tragen. »So isses, und wenn dir das nicht gefällt, dann verschwinde doch einfach aus meinem Leben!«

Was wird meine Zukunft bringen? Wo sehe ich mich? Ich werde Vater werden, das ist gewiss. Es wird gerade geforscht, ob man aus Stammzellen Sperma herstellen kann. Dann könnte ich eigene Kinder zeugen. Hoch kompliziert. Wird noch ewig dauern. Ich aber werde Vater werden. Ich finde einen Weg, wie immer. Und ich werde ein toller Papa sein!

Ich bin Anfang dreißig. Jetzt kommen die besten Jahre? Na dann, her damit. Ich bin bereit.

Eure Fragen – Meine Antworten

Regelmäßig veranstalte ich Frage- und Antwortrunden für meine Instagram-Follower. Dabei merke ich am besten, welche Themen anderen Transkollegen immer wieder unter den Nägeln brennen. An dieser Stelle habe ich sie für euch zusammengetragen. Vielleicht findet ihr hier wichtige Antworten auf eure persönlichen Fragen. Würde mich freuen!

»Seid respektvoll!« Darum bitte ich meine Follower – und die meisten sind es auch. Dann beantworte ich gerne selbst sehr intime Fragen. Es kommt halt immer darauf an, wie und von wem sie gestellt werden. In meinen *Lives* erkenne ich sofort, ob jemand etwas wissen möchte, weil er/sie selber Antworten sucht, oder ob er/sie ein Spanner/Spinner ist.

Zur besseren Übersicht habe ich die Fragen hier thematisch geordnet und natürlich anonymisiert.

Operationen/Klinik

Wie finde ich denn die richtige Klinik?
Lest und erkundigt euch so viel wie möglich. Ich war in München-Bogenhausen. Die sind da total einfühlsam und nett. Trotz allem, was zwischendurch passiert ist, habe ich Vertrauen. Aber Potsdam ist bestimmt auch eine gute Adresse.

Wo hattest du deine Mastek? (Kurzform für Mastektomie, also Brustentfernung)
Ich hatte meine Mastek im Elisabeth-Krankenhaus in Recklinghausen.

Hast du Bilder von dir kurz nach der Mastek? Wenn ja: Kann man die sehen?
Ja, ich habe Bilder, kurz danach zwar nicht, aber als es verheilt war. Alle gruseligen Bilder habe ich tatsächlich gelöscht, weil mich das irgendwie voll anekelte. Das musste ich tun, um das zu verarbeiten, damit klarzukommen und um es abzuschließen.

Ich komme aus Berlin, soll ich dann nach Potsdam gehen?
Es geht nicht darum, wo du wohnst, sondern welche Klinik besser zu dir passt. Potsdam ist eine Privatklinik, keine Kassenklinik. Vielleicht übernimmt die Krankenkasse einen Teil, den Rest müsstest du dann selbst bezahlen. Es geht um dein Leben, da ist die Fahrzeit egal, finde ich. Für eine gute Klinik würde ich auch nach Timbuktu fahren. Hauptsache, alles wird super. Also lieber eine weite Strecke in Kauf nehmen, als zu riskieren, dass irgendwas schiefgeht und man hinterher einen Haufen Probleme hat.

Wie war der lange Krankenhausaufenthalt für dich?
Ich habe *Game of Thrones* fast komplett durchgeguckt, also okay. Im Ernst: Ich hasse Krankenhäuser. Daher ist es immer Mist. Am schlimmsten ist das Essen. Aber nützt ja nichts. Müssen wir durch.

Gibt es Stellen an deinem Körper, die dir noch immer nicht gefallen oder mit denen du noch Probleme hast?
Ganz klar meine Brustwarzen. Zum Teil ist die Narbe wegen des Krafttrainings ein bisschen größer. Das mag ich nicht so gerne. Stört mich also. Und dann hasse ich die Narbe am Arm. Die geht mir voll auf den Sack. Außerdem wäre ich gerne

größer. Dabei bin ich schon nicht klein. Tja, jeder hat irgendwo seine Problemchen. Insgesamt bin ich aber ganz zufrieden. Ich bin jetzt auch gerade ein Jahr raus aus dem Sport, da verändert sich mein Körper natürlich, er ist nicht so krass trainiert wie sonst. Aber momentan ist das okay für mich, weil ich gerade einfach nur möchte, dass es mir gut geht. Das ist zurzeit mein Fokus und nicht die Frage, wie krass meine Bauchmuskeln aussehen. Da komm ich wieder hin. Ich weiß ja, wie's geht, von daher stresse ich mich da nicht.

Wie gehst du mit Schmerzen um?
Im Krankenhaus Dipidolor rein, zu Hause Novalgin und pennen. Ich bin echt hart im Nehmen – zumindest bei dieser Sache. Wenn ich eine Grippe habe, dann sterbe ich merkwürdigerweise gefühlt. Aber bei unseren Dingen bin ich echt ein harter Hund. Zähne zusammenbeißen, viel schlafen, ruhig und positiv bleiben.

Du hattest elf OPs. Warum so viele?
Weil bei mir eben auch Kleinigkeiten schiefgegangen sind. Jede kleine Fistel ist halt wieder mit einer OP verbunden. Und selbst wenn es ein eher kleiner Eingriff ist, bleibt es ein Eingriff.

Penisaufbau/Penispumpe

Sieht der Aufbau wie ein echter Penis aus?
Ich sag mal so: Ich kann ohne Probleme in die Sauna gehen. Also ohne dass einer sagt, was ist denn da los? Insofern alles gut. Aber ich denke, das liegt nicht zuletzt an der Klinik. Die einen liefern ästhetischere Ergebnisse als die anderen.

Wann warst du dir sicher, dass du den Aufbau willst?
Von Anfang an. Ich mache Sachen ganz oder gar nicht.

Wie lange dauert das mit der Pumpe und der Heilung?
Das war für mich die schlimmste OP. Jeder ist da anders, aber ich fand es wirklich schlimm – und es tat mir wirklich weh. Wie lange das dauert? Mindestens drei bis vier Monate, bis das alles verheilt ist.

Hattest du Probleme mit deiner Pumpe? Und welche hast du?
Ich hatte jahrelang überhaupt keine Probleme mit meiner Pumpe, ich hatte die AMS 700, alles super. Dann ist mir bei einem Zylinder quasi die äußere Membran gerissen, sodass der Zylinder und die Pumpe gewechselt werden mussten. Da habe ich mir dann einen Keim eingefangen, und seitdem habe ich Probleme. Anfang des Jahres habe ich sie nun rausnehmen lassen, komplett, und jetzt bin ich geheilt. Habe aber teilweise Schmerzen. Und in ein paar Tagen kommt meine OP zum Wiedereinsetzen. Und dann nehme ich mir erst mal 'ne Auszeit.

Hast du noch das gleiche Gefühl untenrum?
Also, je öfter die da rumschnippeln, desto weniger spürst du an manchen Stellen. Ist ja klar, die verursachen ja Traumata da unten. Um die Narbe am Arm zu bedecken, sagen sie immer: Nehmt die Haut vom Bauch. Ich sage euch, Leute: Nehmt lieber die Haut vom Bein. Dann habt ihr keine hässliche Narbe am Bauch. Ich habe es von der Leiste nehmen lassen. Aber neben der Narbe habe ich überhaupt kein Gefühl. Das ist einfach taub. Wenn ich mich rasiere oder so,

dann denke ich immer wieder: Krass, ich spüre gar nichts. Ansonsten: Wenn wir hier jetzt über Orgasmus reden und so, dann kauft mein Buch, Leute, da steht alles drin, wirklich. Ich rede über *fucking* alles.

Wenn du dich noch mal entscheiden müsstest: Würdest du wieder die gleiche Pumpe nehmen? Den gleichen Weg gehen?

Ja, ich bereue nichts. Ich hatte ja auch fast acht Jahre gar keine Probleme und einfach nur ein superschönes Leben. Und ich glaube, alles ist für irgendwas gut. Also ganz klar: Ich würde es immer wieder machen. Was ich jedoch ändern würde: Ich würde mir eine längere Auszeit nehmen, also eine längere Heilungsphase gönnen.

Welche Pumpe empfiehlst du? Habe gehört, dass einige mit der 700er Probleme bekommen haben.

Ja, ich hatte die 700. Und hatte mit der nach sieben, acht Jahren Probleme. Hab sie dann wechseln lassen und hatte danach nur Probleme aufgrund von Infektionen. Dann ist sie kaputtgegangen. Jetzt bekomme ich die Coloplast. Dazu kann ich aber noch nichts sagen, weil ich die noch nie hatte. Aber ihr Pumpenorganismus ist runder, und die Stäbe haben eine dickere Membran. Gibt zwar nur eine dicke, ist aber auf jeden Fall besser als zwei dünne. Mir sind diese dünnen Membranen nämlich zweimal gerissen. Da denke ich mir doch: Nehme ich jetzt lieber die Stäbe mit der dicken Membran, die reißt hoffentlich nicht. Grundsätzlich ist das aber so wie bei Mercedes und BMW. Beides super. Ihr müsst einfach entscheiden, womit ihr fahren wollt.

Muss man die Armhaare vor dem Aufbau entfernen?
Ich habe es leider nicht gemacht, sollte man aber.

Wie oft muss die Pumpe getauscht werden?
Das ist eine sehr gute Frage. Die Ärzte sagen ja, die kann bis zu zehn Jahre halten. Bei mir waren es jetzt sieben bis acht Jahre. Ich denke, das ist wie bei einem Auto. Es gibt Menschen, die fahren ihr Auto ein Leben lang und haben halt einhunderttausend Kilometer auf der Uhr, weil sie nicht so oft fahren. Und dann gibt es die, die benutzen ihr Auto ein bisschen öfter, und dann hält es vielleicht nur zwei Jahre. Ja, denk mal drüber nach.

Wann hattest du das erste Mal Gefühl im Penis?
Das war, glaube ich, nach drei bis vier Monaten. Da war ich gerade im Schwimmbad. Wenn man aus dem Wasser kommt, dann klebt die Badehose ja immer so am Pillermann fest. Ich wollte sie wegmachen, und dabei habe ich mich ein bisschen gekniffen. Da hatte ich das erste Mal ein Schmerzempfinden. Es tat sogar richtig weh. Es zog in der Leiste. Ja, so fing es an. Leute: hingucken, anfassen, kratzen, Wärme, Kälte. Einfach, damit der Kopf versteht: Da ist jetzt was!

Liebe

Hatte deine Freundin Probleme damit?
Nö, meine Freundin hat überhaupt kein Problem mit meiner Geschichte. Warum auch? Das spielt auch gar keine Rolle. Ich bin heute ein ganzer Kerl. Eine Frau, die damit ein Problem hat, ist für mich auch keine Partnerin. Also da hätte ich keinen Bock drauf.

Hast du Tipps, wie man als Trans Frauen kennenlernen kann? Sollte man das Thema gleich erwähnen?
Erst einmal lernt man ja den Menschen kennen. Du bist ein Mann, du hast halt diese Geschichte. Wenn ihr euch kennenlernt und du merkst, da ist jetzt mehr, kannst du darüber sprechen und sagen, dass du ein besonderer Mann bist. Aber wenn jetzt eine direkt etwas zur Narbe am Unterarm fragte, habe ich immer geantwortet: Ja, was willst du denn hören? Soll ich dir jetzt die Wahrheit sagen, oder soll ich dir eine Geschichte erzählen? Bist du bereit für die Wahrheit? Ich habe das immer ganz offensiv und locker gemacht. Tatsächlich habe ich heute aber immer ein paar Probleme damit, es zu erzählen und zu sagen, ja, es war einmal so. Denn inzwischen ist es oft wirklich ganz weit weg. Eigentlich sollte es überhaupt keine Rolle mehr spielen – und das wird auch irgendwann so sein.

Sport/Ernährung

Wenn man mit Sport anfangen will: Ist »jeden Tag« zu viel? Gibt es überhaupt ein »Zuviel«? Wenn man Muskelkater hat, sollte man dann trotzdem Sport machen oder es sein lassen?
Am Anfang lieber nur zweimal die Woche. Der Körper braucht auch Regeneration. Das ist wichtig. Gönnt euch Pausen zwischendurch. Ich weiß, man will immer jeden Tag trainieren, aber gerade wenn man anfängt, ist das vielleicht nicht das Beste.

Kannst du was gegen Muskelverspannungen empfehlen?
Ja, eine Faszienrolle, heißes Bad, Massage von der Frau, immer gut!

Kann man mit dem Arm Volleyball spielen?

Ja. Das Einzige, was ich nicht so gut machen kann – das wird jetzt wahrscheinlich keiner von euch so wirklich kennen –, ist ein Kettlebell Snatch. Wenn man die Kettlebell hochzieht und sie dann so rumschwingt und auf dem Unterarm landet, das tut mir ein bisschen weh, weil das Unterarmfettgewebe weg ist.

Wie schaffe ich es, bei der Ernährung so diszipliniert zu sein?

Erst mal starten – und dann nicht von null auf hundert. Vielleicht zuerst das Frühstück umstellen. Wenn man da dann gefestigt ist und sich im Griff hat, langsam auch Mittag- und Abendessen angleichen. Variation ist wichtig, denn gesundes Essen muss nicht langweilig sein. Leute, die anfangen, sich gesund zu ernähren, nehmen oft nur noch Salat und Hühnchen zu sich, was ja megalangweilig ist. Man kann sogar sein Lieblingsgericht irgendwie gesund abwandeln. Einfach ein bisschen kreativ sein, nachdenken ... und dann läuft das schon. Und ganz ehrlich, Leute, einmal Pommes essen macht euch nicht dick. Genauso wenig wie einmal Salat essen euch nicht schlank und trainiert macht.

Gehst du lieber morgens oder abends trainieren? Was empfiehlst du? Hast du Tipps, wenn man im Schichtdienst arbeitet?

Ich trinke zwischendurch einen NOCCO-Energydrink, aber wohl mehr fürs Gefühl, weil da Koffein drin ist. Das macht mich wach, wodurch ich einen besseren Fokus habe. Ganz früh morgens mag ich einfach nicht trainieren, das ist mir zu heftig. Ich bin dann noch so steif und muss erst mal warm werden, da brauch ich echt ein längeres Warm-up. Am besten ist so die Mittagszeit bei mir. Oder gegen Abend, wenn ich weiß, danach geht's nach Hause, duschen, essen, Bett. Das ist eigentlich für mich die beste Zeit, weil ich dann wirklich immer super schlafe.

Was ist deine Lieblingsübung beim Training?
Ich mag diese ganzen turnerischen Aspekte, Dips, Muscle-ups, ich mache aber auch sehr gerne Kniebeugen.

Eigene Kinder

Es wird gerade daran geforscht, aus Knochenmark Spermien herzustellen. Käme das für dich infrage? Möchtest du Kinder?
Ja, siehst du, ich werde jetzt 33. Ich warte noch ein bisschen. Mit 35 oder 36 würde ich aber schon ganz gerne Papa werden. Also können sich die Forscher ruhig mal beeilen, und ich stell einen Antrag. Dann entnehmen sie irgendwas und rühren diese ominöse Spermiensuppe an, damit meine Freundin dann von mir schwanger werden kann. Und nicht von einem Spender. Darauf habe ich nämlich eigentlich gar keinen Bock. Aber wie gesagt, wenn es nicht anders geht. Ich werde auf jeden Fall Papa – und ich werde ein toller Vater.

Ist es für dich hart, dass du keine eigenen Kinder haben kannst?
Ja, das ist echt hart. Ich habe früher immer gesagt, das ist überhaupt kein Thema. Mittlerweile sage ich auch, es gibt genug biologische Männer, die auch zeugungsunfähig sind. Damit rede ich es mir aber irgendwie schön. Natürlich ist das hart. Natürlich möchte ich das gerne von mir. Und ich

wurde damals ja auch gefragt, ob ich Eizellen von mir einfrieren lassen will. Aber das ist dann ja auch nicht von mir und meiner Frau. Das Baby, das dann bei ihr eingesetzt werden würde, wäre dann irgendwie auch fremdbefruchtet. Das kam für mich gar nicht infrage, das habe ich direkt abgelehnt. Also: Entweder gibt es irgendwann die Möglichkeit, oder ich muss halt akzeptieren, dass wir adoptieren, oder eben die künstliche Befruchtung. Und dann ist das so. Aber ich werde trotzdem ein toller Papa sein. Und ein Vorbild. Ich habe ja auch einen Hund. Das ist auch nicht mein Fleisch und Blut, aber trotzdem würde ich alles für den machen.

Transgender allgemein

Ich bin 15 und will mich bald meinen Eltern anvertrauen. Aber ich habe so große Angst davor. Ich weiß nicht, wie ich da rangehen soll. Hast du einen Rat für mich?
Ja, sehr gerne. Vielleicht kannst du dir ein »Hilfsmittel« dazuholen. Ein Video oder einen Bericht, in dem das Thema angeschnitten wird. Zum Beispiel in meinem Mercedes-Spot. Suche dir einen ruhigen Moment mit deinen Eltern, und sage, so geht es mir gerade. Das ist kein leichter Moment, aber du packst das! Ich drücke dir die Daumen! Dann fühlst du dich auch weniger allein.

Hast du Kontakt zu Balian Buschbaum? Der hat ja auch ein Buch geschrieben, ist schon länger her.
Ja, wir haben uns mal kennengelernt und uns damals auch schon geschrieben. Wir hießen ja beide Yvonne und haben auch beide Leichtathletik gemacht, ganz witzig. Wir haben

immer mal wieder Kontakt. Super Typ, ein ganz, ganz lieber Mensch.

Wann hast du zu hundert Prozent gemerkt, dass du im falschen Körper bist?
Einen Namen bekam das »Kind« mit 18. Da habe ich nämlich eine Reportage gesehen. Bis dahin wusste ich einfach nicht, was genau mit mir los ist.

Wer hat die Kosten für die Operationen übernommen?
Die Krankenkasse. Und einen Teil ich. Aber wenn du alle Anträge gestellt hast und die Krankenkasse sie bewilligt, dann übernimmt sie auch alle Kosten.

Wird man durch männliche Hormone noch größer?
Nein, Leute, ihr wachst nicht mehr. Außer ihr startet noch in der Pubertät mit den Hormonen. Dann kann das vielleicht noch Einfluss darauf haben. Weiß ich aber auch nicht genau, ich bin kein Arzt. Eigentlich wächst nichts mehr, nicht mal die Füße.

Ich nehme jetzt 600 Testo. Die Stimme geht aber nicht weiter runter. Was kann das bedeuten?
Dann geh doch mal zum Doc und frag nach. Vielleicht ist die Dosis zu niedrig eingestellt.

Wie oft bekommst du Testo?
Mittlerweile alle zehn Wochen, gestartet bin ich mit alle zwölf Wochen. Das war zu wenig. Darum sind wir irgendwann runtergegangen auf alle elf Wochen. Jetzt sind wir eben bei zehn Wochen – und damit geht's mir echt gut. Ich

bin weder aggressiv, noch habe ich irgendwelche Hitzewallungen.

Hast du Probleme in der Hand?

Nein, ich habe überhaupt keine Probleme in der Hand oder mit der Feinmotorik. Ich habe zwar immer noch ein bisschen ein taubes Gefühl im Daumen. Aber das juckt mich nicht, denn ich kann sonst alles. Zum Beispiel Liegestütze und Handstand.

Was hast du mit der Narbe am Arm gemacht?

Mit der Narbe am Arm habe ich gar nichts gemacht. Die raten da zu Physio. Man bekommt ja ein Rezept. Nehmt danach auf jeden Fall noch ein Rezept. Macht da also lieber ein bisschen mehr. Bei mir ist nämlich die Haut hier oben ein bisschen festgeklebt, da hätte man mehr behandeln müssen. Ich hätte sie auch ein bisschen mehr vor Sonne schützen sollen. Jetzt habe ich da so leicht verbrannte Stellen. War mir damals alles egal, habe mich gar nicht drum gekümmert, habe auch schnell wieder mit Sport angefangen. Also auf jeden Fall ein bisschen besser um die Narbe kümmern als ich, bisschen mehr cremen und pflegen, zur Physio gehen und die Haut mobilisieren.

Wann begann bei dir der Bartwuchs? Erst nach mehreren Jahren Testo oder sogar erst nach der Hysto?

(Hysterektomie: Entfernung der Gebärmutter)

Das kann ich gar nicht so genau sagen, aber es fing auf jeden Fall bei den Koteletten an. Dann kamen da so einzelne Härchen an der Oberlippe. So 'ne Pommes, die habe ich direkt weggemacht. 2011 habe ich begonnen und noch immer keinen

Vollbart. Ich habe einen guten Bart, aber hier habe ich eben noch so eine Lücke. Aber mein Gott, kommt schon noch alles – und wenn nicht, ist es auch okay.

Was ist effektiver: Testo-Gel oder -Spritzen?
Ich habe alle zehn Wochen Spritzen, und ich fahr damit ganz gut. Aber ich bin halt faul und hab keinen Bock, mich da jeden Tag mit dem Gel einzureiben. Vom Effekt soll beides sehr gut sein.

Haartransplantation

Ich merke jetzt schon, dass meine Haare wegen des Testos viel feiner werden. War das bei dir auch so?
Yes, that's the price you pay. Ist leider so. Mir sind auch echt die Haare ausgegangen. Da dachte ich: Das kann doch nicht sein. Da habe ich den ganzen Scheiß durch, und jetzt gehen mir die Haare aus? *No way.* Ich mach was dagegen. Ich bin auch generell der Meinung, Investitionen in sich selbst sind die besten. Und solange das gut gemacht ist, spricht auch nichts dagegen. Vor allem nicht in der heutigen Zeit, wo das überhaupt kein Thema mehr ist.

Kann man Haartransplantationen auch für den Bart vornehmen, wenn man noch keine Barthaare bekommen hat?
Also zum Thema Bart, Leute: Ein biologischer Mann ist irgendwann in der Pubertät und hat teilweise mit dreißig Jahren noch keinen Vollbart. Es dauert. So etwas geht nicht innerhalb von zwei Jahren. Wir sind in der zweiten Pubertät. Also nehmt euch Zeit. Wenn dann immer noch

kein Bart da ist, dann, ja, dann kann man auch Barthaar transplantieren.

Was sind deine Argumente für eine Haartransplantation bei HAIRMEDIC statt in der Türkei bei den sehr bekannten Konkurrenten?

Leute, ich habe ja früher Küchen verkauft, da wurde mir immer gesagt, warum nicht POCO? Es gibt nun mal Unterschiede. Zunächst ist der Service ein ganz anderer, und dann die Entnahme mit der dünneren Nadel. Beides spricht einfach für Deutschland. Außerdem ist HAIRMEDIC eine sehr erfahrene Klinik mit bislang gut 6.500 Operationen. Sie haben auch nur ein Team, keine wechselnden Teams. Es ist also ganz egal, ob da irgend so ein VIP kommt oder eben du oder ich. Ist immer das gleiche Team. Die, die bei mir damals transplantiert haben, transplantieren heute immer noch. Und ein super Klima dort. Das sind alles Sachen, die für HAIRMEDIC sprechen. Klar nehmen die einen höheren Preis, aber auch da kann ich wieder nur sagen: Wir reden hier über eine medizinische Leistung, wir reden über deinen Kopf. Und wenn was schiefgeht, bin ich doch lieber in Deutschland mit Gerichtsstand Deutschland als irgendwo in der Türkei. Man weiß ja nie.

Tut die Haartransplantation nicht furchtbar weh?

Nein, überhaupt nicht. Das Einzige, was ein bisschen wehtut, sind die Betäubungsspritzen. Aber die Transplantation an sich ist lächerlich, wie eine Behandlung beim Zahnarzt. Du kommst morgens und gehst abends. Du brauchst keine Nachbehandlung, dafür hast du Haare. Ich kann dazu ja auch mal live gehen.

Zahlt die Krankenkasse auch die Haartransplantation?
Nein, eine Haartransplantation ist ein ästhetischer Eingriff. Androgener Haarausfall gehört zur Transformation einfach dazu. Wenn dich das stört, dann musst du das ändern. Preise stehen auf der Website, die sind da ganz transparent. Ja, der Preis ist auf den ersten Blick happig. Ich sage aber mittlerweile: Das ist preiswert im Sinne von den Preis wirklich wert. Denn du machst das einmal, und die Haare bleiben zeit deines Lebens. Und so ein richtig geiler Urlaub, Malediven oder so, kostet euch auch vier Mille, die sind dann aber weg danach. Denk mal drüber nach.

Wo hast du deine Haare machen lassen?
In Dortmund bei HAIRMEDIC. Ich arbeite mittlerweile für diese Klinik. Ich bin damals dahingegangen zur Beratung und habe mich so gut mit denen verstanden, dass ich nach meiner Haartransplantation dort angefangen habe. Ich bin da immer noch und steh voll und ganz dahinter.

Mut machen

Ich habe deine *Galileo*-Folge gesehen. Danke, dass du Mut gemacht hast.
Sehr gerne. Das freut mich. Ich kriege immer wieder Nachrichten, dass meine Reportage echt geholfen hat. Es gibt ja Menschen, die mich Aktivist nennen. Ich würde mich selbst ja nicht so bezeichnen. Ich mache einfach mein Ding, worauf ich halt so Bock hab, und wenn das Leuten hilft: super. Wenn man so was Aktivist nennt, dann bin ich wohl einer.

Was soll man machen, wenn man nicht akzeptiert wird?
Ich würde mir einen Ausgleich suchen und außerdem probieren, mein Mindset zu stärken. Einfach mit breiter Brust daranzugehen, offensiv zu sein, es als Selbstverständlichkeit zu sehen. Ich würde jedenfalls niemals nach außen zeigen, dass mich das trifft.

Ein neuer Name

Kennst du Jonas Jadon?
Nee, noch nie gehört, aber abgespaceder Name schon wieder. Also, das ist einfach nur mein Tipp, Leute: Wenn es um die Namensfindung geht, überlegt mal, wann ihr geboren seid und in welchem Land ihr lebt. Wir heißen hier einfach nicht Jeremy oder, weiß ich nicht, Zackery oder Timothy. Das passt halt einfach nicht. Also da habt ihr schon eure Transstory, und dann nennt ihr euch noch Tom und Jerry? Also sorry, da müsst ihr euch nicht wundern, wenn die Leute die Hände überm Kopf zusammenschlagen. Ich wurde 87 geboren, da hieß kein Mensch Justin. Ich bin ein riesiger Justin-Timberlake-Fan, aber wer will denn schon Justin heißen, was soll der Quatsch? So heiß ich doch nicht, Justin Melzer, peinlich.

Wie findest du Liam?
Kommt so ein bisschen auf den Nachnamen an. Liam ist ein schöner Name, aber es kommt halt auch darauf an, wann du geboren bist. Wenn du 33 bist, dann heißt du nicht Liam. Wenn du aber ein ganz junger Mann bist ... Heutzutage nennt man die Kinder ja Liam und Noël und keine Ahnung. 1987 hieß für mich kein deutsches Kind Liam.

Du heißt doch auch Ryan, oder?
Ja, das ist mein zweiter Vorname. Ich habe aber erstens kanadische Verwandtschaft, und zweitens ist das nicht mein Rufname. Ich habe halt meine Eltern gefragt, jeder durfte einen Namen aussuchen. Mein Papa meinte, Ryan sei ein schöner Name. Also eigentlich heiße ich Benjamin Ryan, aber alle nennen mich halt Ben. Und das ist auch gut so.

Wer hat deine Namen ausgesucht?
Meine Eltern haben meine beiden neuen Vornamen ausgesucht.

Warum wolltest du deinen Namen nicht selbst aussuchen?
Ich habe natürlich mitbestimmt, Leute. Ist jetzt nicht so, dass ich das völlig frei meiner Mutter überlassen habe. Ich habe schon gesagt, das gefällt mir und das gefällt mir nicht.

Tattoos

Ich habe mir deinen Spruch auch am Hinterarm tätowiert.
Das freut mich. Ich bin gespannt, wann sich mal jemand mein Gesicht tätowieren lässt. Da warte ich noch drauf, würde ich cool finden. Also: Wer sich mein Gesicht tätowieren lässt, den lade ich hierher zum Training ein.

Ab wann kann man die Armnarbe tätowieren?
Ich habe meine Narbe am Arm jetzt erst tätowiert, die OP war ja schon 2012. Ich habe mir aber nur diese Ringe machen lassen, um auszuprobieren, ob es geht. Das war echt unangenehm an manchen Stellen. Ich weiß nicht, ob ich das Ganze tätowiert hätte, weil ja das Hautfettgewebe weg ist.

Ich habe auch einige Stellen, die echt wehtun, wenn man da rankommt. Ich habe keine Ahnung. Besser die Ärzte fragen. Ich glaube, vielleicht nach einem Jahr oder so.

Warum lässt du dir den Arm nicht komplett tätowieren?
Einmal wegen dieses Nervs, der wehtut, und andererseits bin ich eher der Sticker-Tattoo-Typ. Ich habe eher kleine Tattoos. Ich stehe nicht auf diesen flächendeckenden Oldschool-Shit. Das mag ich nun mal nicht. Und um die Narbe richtig zu bedecken, müsste da ja was richtig Großes drauf. Vielleicht mach ich mir aber noch ein Palmenblatt, mal gucken. Ich weiß noch nicht.

Was ist dein Lieblingstattoo?
Ich glaube, das neue hier am Unterarm, die Landkarte. Und dann das hier: »Mindset«. Mit deinem Mindset steht und fällt alles. Ich versuche, auch in schweren Momenten positiv zu bleiben und mein Mindset immer zu festigen. Das hilft mir.

Ben persönlich

Hast du Vorbilder?
Ja, ich finde Justin Timberlake mega. Jetzt nicht nur wegen seiner Optik und seines Gesangs usw. Einfach seine ganze Lebenseinstellung und das Verhältnis zu seiner Mama und wie er zu seiner Familie steht, wie er sich in der Öffentlichkeit präsentiert. Ja, der ist cool und lustig, aber nicht so ein Trashtyp, der immer wegen irgendwelcher Drogenskandale in der Presse ist. Jeder schaut mal zu tief ins Glas, das ist auch ganz normal, aber im Großen und Ganzen ist er einfach ein vernünftiger Kerl.

Was bist du von Beruf?
Ich verkaufe Haartransplantationen für eine Klinik, die HAIRMEDIC heißt. Das ist das, was ich hauptberuflich mache, und nebenbei habe ich die CrossFit Box. CrossFit ist Sport.

Es hilft mir total, Leute wie dich zu sehen.
Das freut mich. Man muss halt durchhalten. *Go hot* oder *go home*. Augen zu und durch.

Hä? Warst du mal 'ne Frau?
Hä? Ja?! Also, ehrlich gesagt, war ich noch nie 'ne Frau. *Just saying*. Ja, ich bin in einen weiblichen Körper hineingeboren, innerlich aber schon immer ein Mann gewesen.

Nervt es dich nicht, immer wieder damit konfrontiert zu werden?
Ja, hin und wieder schon. Es nervt mich vor allem, wenn es um Jobs geht bei Instagram oder bei Firmen, die mich gerne als Story wollen, aber mir nicht ein angemessenes Honorar zahlen. Die geben mir quasi den Krümel, aber nicht den Kuchen. Es geht mir auf den Sack, wenn ich ausgenutzt werde, da habe ich einfach keinen Bock drauf. Das ist auch der Grund, warum ich nicht alles mache.

Bereust du irgendwas in deinem Leben?
Ja, ich bereue, nicht schon eher gewusst zu haben, was los ist. Ich bereue, mir selbst im Weg gestanden zu haben und meine Leichtathletik-Karriere nicht fortgesetzt zu haben. Es ist echt hart, was dieser Weg, dieser Schicksalsschlag mit dir macht und welche Chancen dir verbaut werden. Damals war

ich einfach noch nicht stark genug. Deswegen habe ich viele Dinge abgebrochen, nicht durchgezogen, nicht gemacht. Einfach weil ich mir selbst im Weg stand und Angst vor Konfrontationen hatte. Auch darüber spreche ich im Buch.

Ich freue mich übrigens darüber, wenn viele von euch das Buch lesen. Gebt mir auch gerne ein paar Sternchen bei Amazon – und dann könnten wir eine wirkliche Bewegung starten. Vielleicht knallt das ja voll rein, und wir können wirklich was verändern. Das schaffe ich nämlich nur mit euch zusammen.

Wie war der Schreibprozess für dich?
Der war sehr emotional. Hochs und Tiefs, also es war zum Teil wirklich schlimm. Ich saß manchmal da und war richtig fertig. Ich habe ja auch gestern oder vorgestern noch eine Story reingebracht, wofür wir noch mit meiner Trainerin gesprochen haben – und das ist mir so nahegegangen. Ich bin ja eigentlich nie den Tränen nahe, ich habe das ganz, ganz selten. Aber ich war bei diesem Buchprozess so oft den Tränen nahe, teilweise sind mir auch die Tränen gekommen, weil das einfach so hart ist. Man geht dabei ja so in die Tiefe. Das ist wie eine Therapie.

Ich denke, das hat dir auch noch mal geholfen, alles rauszulassen, oder?
Weiß ich ehrlich gesagt nicht genau ... Ist schon hart. Also ich muss mir auch für die Veröffentlichung noch mal ein dickes Fell zulegen, weil das echt mein Innerstes ist, was ihr da bekommt. Das ist natürlich meine verletzlichste Seite, die ich eigentlich nie preisgeben wollte. Aber ich denke mir, es wird viel bewirken und vielen helfen. Hoffentlich.

Kindern und Eltern, die in der Situation stecken. Ich denke mal, ich gebe da ein paar ganz gute Tipps und ein paar ganz gute Antworten, um sie ein bisschen besser auf diesen Weg vorzubereiten.

Glaubst du an Karma?
Meine Omma hat immer gesagt: Gottes Mühlen mahlen langsam, aber stetig. Ich glaube total an Karma.

Buchlesungen/Übersetzungen

Kommst du für eine Lesung in die Schweiz?
Ja, das kann passieren.

Würdest du auch in den Osten kommen zwecks Lesungen?
Ja, natürlich. Ich werde durch ganz Deutschland reisen, denke ich mal, für verschiedene Lesungen. Meine Buchpremiere – da dürft ihr natürlich auch kommen – wird an einem Wochenende stattfinden. Ich denke mal in Düsseldorf, weil ich Düsseldorf einfach mag. Wobei auch Recklinghausen Thema war, weil es halt mein Zuhause ist. Schauen wir mal.

Würdest du für eine Lesung auch nach Österreich kommen?
Ich denke schon. Kommt immer darauf an, welche Buchhandlung darauf Bock hat und mich einlädt. Aber drückt mir mal die Daumen, dass das ein voller Erfolg wird mit dem Buch. Dass das viral geht und wir es auch nach Amerika kriegen. Ich würde das Buch nämlich auch gerne auf

Englisch rausbringen. Am besten auch verfilmt. Ich habe ja schon meine Rede parat. Ich habe auch schon superoft geträumt, dass ich einen *Oscar* bekomme. Ich spiele mich natürlich selbst. Rasiere meinen Bart ab, dann sehe ich aus wie 14, passt. Aber dazu muss es richtig durch die Decke gehen. Deswegen – schauen wir mal.

Machst du mal ein Fantreffen?
Meine Lesungen sind dann die Fantreffen, da kommt ihr dann alle hin. Ich habe auch Angst, dass keiner kommt. Ich sitze dann da mit zwei, drei Leuten, die da immer sitzen. So ältere Herrschaften, die immer in den Buchläden sind – und sonst ist da keiner. Das wäre die Hölle. Ich war mal in Oberhausen für ein Event gebucht. Da musste ich auf die Bühne, und die Leute konnten Fotos mit mir machen. Ich dachte: Ach du Scheiße, und wenn jetzt niemand kommt? Aber es kamen tatsächlich ein paar, das hat mich sehr gefreut.

Apropos Buch: Vielen Dank, Leute, dass ihr mir alle so viel Glück wünscht!

Danke!

Dieses Buch hat mir alles abverlangt, und genauso schwer ist es gerade für mich, eine passende Danksagung zu schreiben. Ist ja schließlich meine erste, also seid etwas nachsichtig mit mir.

Müssen es denn immer viele Worte sein? Ich denke nicht. Wie ihr gemerkt habt, hab ich mein Herz auf der Zunge und verschwende nicht viele Worte. Was ich sage, soll Gewicht haben und nicht lange um den heißen Brei herumerzählen. Wer mich kennt, der weiß das!

Meine Geschichte, mein Wertvollstes, dieses Buch ist ein Herzensprojekt, das hoffentlich ganz vielen da draußen hilft und ohne dich, mein lieber Stephan, wahrscheinlich gar nicht entstanden wäre. Ich will ganz ehrlich sein. Zu Beginn dachte ich noch: »Wer will das schon lesen? Meine Geschichte. Das interessiert doch keinen!« Jetzt, nach Abschluss dieser Achterbahnfahrt der Gefühle, bin ich so unfassbar stolz. Meine größte Angst im Leben ist es, vergessen zu werden. Das kann mir jetzt nicht mehr passieren. Mein Lebenswerk! Schwarz auf weiß!

Das Verständnis und die Unterstützung, auf die ich beim Verlag traf, sind keine Selbstverständlichkeit. Ihr habt an mich geglaubt und hattet keinen Zweifel, dass meine Geschichte erzählt werden muss! Dafür möchte ich mich beim gesamten Team von Eden Books bedanken.

Bevor ich viel schreibe, schicke ich doch lieber eine Sprachnachricht oder rufe an. Bei einem Buch geht das leider nicht, also danke, liebe Alex! Meine gute Fee, die meine Worte zu Papier gebracht und gemeinsam mit mir diese schwere Reise in die Vergangenheit bestritten hat.

Ich bin all jenen dankbar, die mich auf diesem langen und harten Weg begleitet und unterstützt haben. All den Gefährten, die da waren und noch heute da sind.

Durch meine dunkelsten Stunden musste ich in den letzten anderthalb Jahren – und du warst wie ein Fels an meiner Seite. Danke, mein Schatz. Danke, Sissy! Ich kann nicht in Worte fassen, was mir das bedeutet.

Danke, Papa, auch wenn es nicht immer leicht mit dir ist. Ja, mit uns beiden ist es schwierig, und dennoch bist du eben mein Papa. Ich hab dich lieb, mal mehr, mal weniger, du weißt, was ich meine 😉 – aber auch du warst auf deine Art und Weise für mich da. Und ich bin sehr froh darüber!

–

Mama – dir widme ich dieses Buch! Schon bei diesem einen Satz kommen mir die Tränen. Ich weiß nicht, ob ich all das ohne dich geschafft hätte. Gibt es wirklich bedingungslose Liebe und Aufopferung? Ja. Du bist der Beweis dafür! Danke, dass du meine Mama bist!

Impressum

Benjamin Melzer mit Alexandra Brosowski
Endlich Ben
Transgender – Mein Weg vom Mädchen zum Mann
ISBN: 978-3-95910-252-0

Eden Books
Ein Verlag der Edel Germany GmbH

www.edenbooks.de | www.edel.com
1. Auflage 2020

Einige der Personen im Text sind aus Gründen des Persönlichkeitsschutzes anonymisiert.

Projektkoordination: Julia Gommel-Baharov und Juliane Noßack
Management Benjamin Melzer und Vermittlung durch: Stephan Strauß, 31Media GmbH
Lektorat: Swantje Steinbrink
Umschlaggestaltung: Bianca Domula, affaire populaire
Covermotiv und Autorenporträt: © Sebastian Knoth
Layout und Satz: Datagrafix GSP GmbH, Berlin | www.datagrafix.com
Druck und Bindung: GGP Media GmbH, Pößneck

Printed in Germany

Dieses Buch ist auch als E-Book erhältlich.

Um die kulturelle Vielfalt zu erhalten, gibt es in Deutschland und in Österreich die gesetzliche Buchpreisbindung. Für Sie, liebe*r Leser*in, bedeutet dies, dass Ihr verlagsneues Buch überall dasselbe kostet, egal ob Sie Ihre Bücher gern im Internet, in einer großen Buchfiliale oder der kleinen Buchhandlung um die Ecke kaufen.

EDEL
FAMILY MEMBER

FSC
www.fsc.org
MIX
Papier aus verantwortungsvollen Quellen
FSC® C014496